Therapie und Erziehung durch Musik

Eine Werkreihe zur Musiktherapie und ihren Ansätzen aus dem Elementarbereich.
Herausgegeben von Hans-Helmut Decker-Voigt.

Hans-Helmut Decker-Voigt

Musiktherapeutische Tiefenentspannung (MTE)

Einführung in eine Methodik rezeptiver Musiktherapie

mit einem Beitrag von

Friedrich-Karl Maetzel

zur medizinischen Perspektive in Bezug auf die musiktherapeutische Entspannungs- und Tiefenentspannungsmethodik am Beispiel der Arbeit mit Herzpatienten

eres

Eres Edition, Lilienthal / Bremen

Therapie und Erziehung durch Musik

Eine Werkreihe zur Musiktherapie und ihren Ansätzen aus dem Elementarbereich.
Herausgegeben von Hans-Helmut Decker-Voigt.

Band 8
Bearbeitet von Sebastian Behnk

Eres 2358

Titelfoto: Therapiezentrum Lüneburg

ISBN 978-3-87204-358-0 ISSN 0172-8636

Inhalt

1. Vorwort von Dr. Manfred Prior 4

Hans-Helmut Decker-Voigt

2. „Ich steh' mit einem Fuß im Grabe ..." 6

3. Zum Kon-Text dieses Buches 9

4. Musiktherapeutische Tiefenentspannung (MTE) / *Methodik* 13
    4.1 Die sieben Grundschritte und ihr Kon-Text 13
    4.2 Der Auftakt zu den sieben Schritten: Meine "Befindlichkeit finden" 16
    4.3 Die sieben Schritte im Einzelnen 22
    4.4 Sensibilisierung auf den Körperkomfort 24
        4.4.1 Vom Umgang mit Rasenmähern - und anderen Störungen 27
        4.4.2 Steuerungshilfen für die Tranceinduktion 29
    4.5 Vom Gelenk als Übergang zu anderen Übergängen *oder* „Tangierungsbegriffe" 39
        4.5.1 Einstimmungshilfe für das 'vertraute Problem' 40
    4.6 Exkurs: Definitorisches zu Entspannung/Tiefenentspannung/Schmerztherapie 54
    4.7 Anbindungsfragen 56
        4.7.1 Exkurs: Entwicklungsgeschichte der Anbindungsfragen 65

5. Die Verbindung von rezeptiver Musiktherapie und Improvisationsmusik innerhalb der MTE 71

6. Herr S. - Eine Fallbeispielgeschichte zur Begleitung eines Herzpatienten mit dem kombinierten Verfahren Musiktherapeutische Tiefenentspannung/aktive Musiktherapie 78
    6.1 Anhang I: Patientenfragebogen - musiktherapeutische/sozialanamnestische Daten 95
    6.2 Anhang II: Protokollbogen der Therapie-Sitzung 100
    6.3 Anhang III: Patientenfeedback bei Beendigung der Musiktherapie-Begleitung 102

Friedrich-Karl Maetzel

7. Musiktherapie mit Herzpatienten - Zur Psychophysiologie von Stress und seiner ätiologischen Bedeutung für die kardiovaskulären Erkrankungen 103

Vorwort von Dr. Manfred Prior (1)

Der Autor der vorliegenden musiktherapeutischen Tiefenentspannung liebt es zwischen den unterschiedlichsten Welten zu oszillieren.

Geographisch hat er von seiner Heimat aus, dem „Ostzipfel" der Lüneburger Heide, Musiktherapie-Projekte nicht nur in Europa etabliert und geleitet, sondern auch in USA, Fernost sowie der früheren DDR und nach der Wiedervereinigung in Ländern des früheren Ostblocks. Mehrjährige Gast- und Stiftungsprofessuren führten ihn seit dem neuen Jahrtausend an Universitäten in Budapest/Ungarn, Tallinn/Estland und Orenburg/Russland; **beruflich** reizen ihn die ständigen Spannungen zwischen seinem Leben als Schriftsteller und Kolumnist, (Musik- und Hypno-)Therapeut, Wissenschaftler, (Hochschul-)Lehrer und Projekt-Manager. **Musiktherapeutisch** sucht er in allen Bereichen die Anregungen, die durch die Begegnung mit sehr unterschiedlichen Richtungen entstehen: Psychoanalyse, Gesprächstherapie, Erickson'sche Hypnotherapie, Psychiatrie und Medizin sind nur einige der wichtigsten Bereiche, in denen Hans-Helmut Decker-Voigt mehr als nur oberflächlich zu Hause ist.

Wer ihn kennt, erinnert sich gerne an all die Gespräche, die getragen waren und sind von der tief verwurzelten Haltung und Erfahrung, dass in jedem etwas Gutes steckt. Hans-Helmut Decker-Voigt geht auf das Fremde, Andere zu, sucht die Begegnung und ist interessiert an dem, was aus dieser Begegnung und Befruchtung entsteht. Und nicht zuletzt sucht er das Neue, das im Spiegel der anderen erkennbar wird.

In der modernen Hypnosetherapie wird als ein wichtiges kommunikatives Merkmal von Trance die besondere Beziehung zwischen (Hypnose-)Therapeut und Patient gesehen. Der Patient reagiert in hypnotischer Trance mit erhöhter Intensität auf die Worte des Therapeuten. Da kommt es noch mehr als sonst sehr darauf an, welche Worte man wählt. Denn in tiefer Entspannung wirkt das gesprochene Wort mehr, vielschichtiger und intensiver als in der normalen Alltagskommunikation. Wenn nun in diesem Buch ein Schriftsteller und Musiktherapeut zur Tiefenentspannung einlädt, so darf man sich von Hans-Helmut Decker-Voigts Freude an der Sprache und seiner besonderen Sensibilität für vielfältige Bedeutungsschichten durchaus anstecken und begeistern lassen. Und manch einer wird es auf diesem Hintergrund besonders zu schätzen wissen, dass die vorliegende *Musiktherapeutische Tiefenentspannung* (MTE) weit mehr ist als nur ein Kind der Begegnung eines Musiktherapeuten mit der Erick-son'schen Hypnotherapie.

Hans-Helmut Decker-Voigts musiktherapeutische Tiefenentspannung ist aus der stationären Arbeit in ganz verschiedenen Kliniken entstanden, u.a. in einer Sozialpsychiatrie (der Medizinischen Hochschule Hannover), in der Inneren Medizin (des Oberwalliser Kreisspitals in der Schweiz), in einer kardiologischen Rehabilitationsklinik (Curschmann-Klinik Timmendorfer Strand) und einer Spezialpflegestation für Patienten mit erworbenen Hirnverletzungen (Zentrum für Gesundheit, Pflege und Therapie Lüneburg/Klinik Gut Wienebüttel).

Aus der Zeit in der kardiologischen Rehabilitationsklinik stammen in diesem Buch auch das musiktherapeutische Fallbeispiel und der Beitrag von Prof. Dr. med. habil. Friedrich-Karl Maetzel, seinerzeit Chefarzt der Curschmann-Klinik Timmendorfer Strand (und Co-Therapeut in der Musiktherapie seines Hauses!) zur medizinischen Perspektive auf die MTE am Beispiel von Herzpatienten.

Meist waren die stationären Institutionen eingebunden in Praxisforschungsprojekte, die Hans-Helmut Decker-Voigt als Direktor des von ihm mitbegründeten Instituts für Musiktherapie der Hochschule für Musik und Theater Hamburg etablierte.
Der mögliche Anwendungsbereich der in diesem Buch enthaltenen und beschriebenen Strukturen geht über das Krankenhaus, ja sogar über Musiktherapie weit hinaus.
Auch wenn Sie kein Musiktherapeut sind, werden Sie bei der Lektüre vieles entdecken, was sich auch in Ihrem Arbeitsbereich sinnvoll anwenden und umsetzen lässt.
In diesem Buch hat Hans-Helmut Decker-Voigt die unterschiedlichsten Melodien zu einer neuen Komposition zusammengefügt. Lassen Sie sich dazu anregen, wie der Autor auf einfache, kunstvolle und entspannte Art und Weise mehr Musik in das oft leidvolle Leben seiner Patienten brachte.

Oszillieren Sie wie er zwischen den unterschiedlichen Welten und lassen sich davon überraschen, was daraus Neues, Eigenes entsteht!

Dr. Manfred Prior
Januar 2008
Kriftel bei Frankfurt
Leitung des M.H. Erickson-Institutes Hamburg

Hans-Helmut Decker-Voigt

„Ich steh' mit einem Fuß im Grabe..." (2)

Frühe Anfänge:

Eine Tagung des Landesverbandes der Leitungen von Koronargruppen in Baden-Württemberg in Stuttgart 1987: Sie gab den Ausschlag für meinen Einstieg mit Entspannungs- und Tiefenentspannungsmethodik in der musiktherapeutischen Arbeit mit Herzpatienten und später wechselnder Klientel. In der Begegnung mit Prof. Dr. med. C. Halhuber u.a. entwickelte sich das Konzept, neben die medizinische Versorgung Musiktherapie als eine komplementäre künstlerische Psychotherapiemethode zu stellen, die sich der psycho-sozialen Folgen des einzelnen Herzpatienten und dessen Umgangsfähigkeit mit diesen annehmen sollte.

Meine erste Demonstration einer therapeutisch begleiteten Tranceinduktion mit Musik bot ich für diese Ärzte- und Therapeuten-Gruppe auf der o.g. Weiterbildung mit dem Ausschnitt aus einer Bach-Kantate an, die ich dem Plenum zuvor mit anderen Alternativen zum Vertrautwerden angeboten hatte. Dieser Bach war eine *kollektive* Entscheidung als Musikbegleitung in die Trance. Die Induktion inmitten der Hörsaalatmosphäre des Hotels gelang und führte zu lebhaften, weiterführenden Diskussionen über die Integrationsmöglichkeiten von rezeptiver und aktiver Musiktherapie.

Wochen danach erhielt ich von einer der Teilnehmerinnen einen herzlichen und ermutigenden Brief, mich weiter für die Integration von Musiktherapie und Schulmedizin im Praxisfeld von Herzpatienten einzusetzen. Und eine Bitte: Ich möchte, wenn ich hoffentlich weiter musiktherapeutische Konzepte für Herzpatienten erarbeite, noch genauer auf die Hintergründe der Musik achten. Sie habe den von mir ausgewählten Bach-Ausschnitt (Instrumentalbearbeitung einer Bach-Kantate) in Stuttgart auf Band mitgeschnitten und in der Woche danach ihren Herzpatienten in einer Gruppentherapie angeboten. Darin sei ein Kirchenmusiker gewesen, der jene Bach-Kantate genauer kannte als sie und ich - nämlich mit Text.

„Ich steh' mit einem Fuß im Grabe" sei der ursprünglich unterlegte Text unter diese ausschließlich instrumentierte Bearbeitung Bach'scher Musik gewesen, und der Patient habe aufgrund seiner Werk-Kenntnis entsprechend emotional *blockiert* reagiert und sich mitnichten in eine heilsame Trance begeben können.

Den evtl. professionell fachkompetenten Herz-Patienten, der die Musik genauer kenne als der Therapeut, könne das Arbeiten mit Musik realer oder auch nur *mitgedachter* Textunterlegung physisch wie psychisch gefährden – warnte die freundliche Kollegin.

Das waren die Anfänge. Seitdem investieren wir (der Patient und ich) bei jeder komplexen Musik, die in meinen Musiktherapien dem Patienten (und zunehmend Klienten in der Supervision und im Coaching-Bereich) in der rezeptiven Arbeit angeboten wird, noch mehr Zeit in die assoziative Vor- und Nachbereitung des Hörbaren. Seitdem warne ich in Weiterbildungen davor, die von mir dort für Induktionen benutzte Musik, etwa auf eigene Patienten bezogen, ungeprüft einzuspielen.
Es ist meines Wissens (hoffentlich) nicht mehr passiert, dass ich dieser besonders lebensbedrohten Klientel (der Herzpatienten) als Anfang der therapeutischen Begleitung die unmittelbare Lebensbedrohung mittels Musik anbot...

Anmerkungen zur Gegenwart:
Zum Zeitpunkt des Erscheinens dieses Buches liegen Jahre praktischer und praxisforscherischer Arbeit hinter mir. Die früheren Mitarbeiter (allen voran Chefarzt Prof. Dr. med. habil. Friedrich Karl Maetzel, Mitautor dieses Buches) und ich suchten und entwickelten immer neue Akzente der musiktherapeutischen Methoden im Akutkrankenhaus, in der Rehabilitation, in der ambulanten Nachsorge und zunehmend mehr in der Prävention.
Seit 2002, der Gründung der Akademischen Lehreinrichtung für Musiktherapie in der Klinik Gut Wienebüttel/ Zentrum für Gesundheit, Pflege und Therapie Lüneburg (an dem die Studierenden aus Hamburg u.a. Studienorten ihre klinischen Praktika absolvieren) erweist sich die weiterentwickelte MTE als nachhaltig wirkende Methodik in der Ambulanz für **Schmerzpatienten und Patienten mit Burn-Out-Syndrom.**

Eine positive *berufspolitische Folge*: Im Rahmen des dreijährigen Praxisforschungsprojekts „Musiktherapie bei Herzpatienten" in der Curschmann-Rehabilitationsklinik in Timmendorfer Strand, vor dessen Hintergrund dieses Buch entstand (mit Materialien aus 2 Jahre klinisch-stationärer Arbeit, 1 Jahr Vor- und Nachbereitung), hatte die damalige Bundesanstalt für Angestellte (BfA) in Berlin ihren angeschlossenen Kliniken die Schaffung von Musiktherapie-Stellen empfohlen, sowie die Entscheidung freigestellt, ob sie klinische Psychologen oder Dipl.-Musiktherapeuten für die psychologische Beratung bzw. psychotherapeutische Begleitung von Herzpatienteneinstellen wollen. Eine vergleichsweise zur heutigen finanziellen Nadelöhrsituation nach der Reform der Reform der Reform des Gesundheitswesens höchst ermutigende Entscheidung, die sich im Rahmen der weiteren Erkrankung des Patienten Gesundheitswesens verlor; jedoch sollte nicht vergessen werden, dass jede Zeitphase solch ermutigende politischen Entschlüsse zugunsten künstlerischer Therapien ausweist. Und keineswegs immer durchgehend deprimierende, demotivierende Schreckensnachrichten für Musik – u.a. künstlerische Therapien – wie heute.

Kompetenz- und Konkurrenzprobleme bei solchen Empfehlungen wie der der BfA seinerzeit zugunsten des bisherigen *Orchideenfachs Musiktherapie* sind vorprogrammiert – auch oder gerade aufgrund des im Jahre 2000 verabschiedeten Psychotherapie-Gesetzes, das u.a. die Musiktherapie (noch) nicht integrierte, obwohl diese die einzige an derzeit neun Fachhochschulen und Hochschulen bis zur Berufsqualifizierung gelehrte künstlerische Psychotherapieform ist (neben Kunsttherapie).

Der „heimliche Boom" der Musiktherapie hat jedoch längst begonnen: Methoden der Musiktherapie flossen seit Mitte der 90er Jahre immer mehr in die sich ausweitenden Supervisionsmethoden und Supervisionsausbildungen ein, ebenso in die neuen, noch undefinierten Bereiche des Einzel- und Gruppencoachings. Alles Bereiche, die als Präventionsfelder immer mehr Teil des Gesundheitswesens werden. Entspannungs- und Tiefenentspannungsmethodik mit Musik dürfte ein fester Baustein werden in diesen Präventions- und Rehabilitationsebenen, denn sie erweist sich doch immer mehr als eine ideale (und Ressourcen aus den frühesten Schichten der Persönlichkeitsentwicklung vom Uterus an freisetzende) Ergänzung zur problem- und konfliktzentrierten Arbeit mit Lebensproblemen des Patienten, Klienten, Mandanten, Gesundheitskunden.

Ein viel versprechender weiterer Schritt in die wissenschaftlich abgesicherte Einbindung der Musiktherapeutischen Tiefenentspannung (MTE) als Teil der Rezeptiven Musiktherapie in schulmedizinischen Behandlungskonzepten ist das laufende Promotionsvorhaben von Dr. med. Thomas Stegemann in der Jugendpsychiatrie der Universitätsklinik Eppendorf (UKE) Hamburg, in dem die mit der MTE (u.a.) begleiteten PatientInnen sowohl von der psychotherapeutischen als auch von der neurowissenschaftlichen Seite aus begleitet und beobachtet werden.

Ich wünsche diesem Buch und damit der MTE das, was die MTE selbst ist: Sie als eine durch viele Bausteine eigener und anderer Erfahrungen mit PatientInnen und gehörter Musik entstandene Induktionstechnik vor dem Hintergrund der Hypnotherapie als Anregung für eigene Ausweitung und Flexibilisierung des Methodeninventars zu nehmen.

Zum Kon-Text dieses Buches (3)

Musiktherapie(n) und ihre gegenwärtigen internationalen Entwicklungen stehen mit ihren verschiedenen Methodenansätzen in rezeptiven Verfahren (Musikhören ist *das Medium* im Zentrum des Repertoires, eingebunden in den wichtigsten Wirkfaktor: die therapeutische Beziehung) und aktiven Verfahren (Improvisationsmusik ist das Medium im Zentrum des Repertoires) vor folgenden Hintergründen mit entsprechend unterschiedlichen Menschenbildern, den aus ihnen folgenden Methoden und deren Forschungsinstrumentarium:

1) Musiktherapie vor dem Hintergrund von Medizin (die älteste, auf naturwissenschaftlichen Kausalitätsprinzipien basierende und musikalisch meist rezeptiv angelegte Entwicklung, die heute vorwiegend unter dem Begriff „Musikmedizin" gefasst wird – weniger in Verbindung mit dem Begriff der Musiktherapie)

2) Musiktherapie vor dem Hintergrund der Tiefenpsychologie/Psychoanalyse von C.G. Jung und S. Freud u.a. (seinerzeit als Gegenströmung zur Einseitigkeit der soma-orientierten Schulmedizin geboren)

3) Musiktherapie vor dem Hintergrund der humanistischen Psychologie (Perls, Moreno, Rogers u.a.), welche die einseitige diagnostische und therapeutische Verantwortungsautorität von Schulmedizin und

Psychoanalyse mit ihren Patienten-Partner teilte (Stichworte: Selbstfindung, Selbstausdruck, Selbstentwicklung, Selbstverwirklichung, der „Patient macht die Diagnose" und Therapiekonzeption – zumindest *mit*)

4) Musiktherapie vor dem Hintergrund der behavioristischen Lerntheorien (Verhaltenstherapie), vorwiegend in USA und wiederum als Gegenströmung zu 3) und in Verbindung mit 1) entstanden.

Ich verzichte hier auf die ausführlichere Nennung der zahlreichen Zwischen- und Weiterentwicklungen von Musiktherapieverfahren, die meist zwischen den o.g. Hauptströmungen angesiedelt sind. Nur einige Beispiele: Morphologische Musiktherapie (zwischen Psychologie und Psychoanalyse), körper-orientierte Musiktherapien (einbeziehend Teile der Schulmedizin), systemische Musiktherapien (zwischen humanistischer und tiefenpsychologischer Strömung, die neueren Formen der Kurzzeittherapien von z.B. Verhaltenstherapien einbeziehend) usw. (weiterer Hintergrund für diese Hintergründe, im „Lexikon Musiktherapie" und „Schulen der Musiktherapie“, s. Lit.).
Dissens und Verteilungskämpfe um den immer kleiner werdenden staatlich garantierten Geldkuchen zwischen diesen Richtungen prägen alle Gesundheitsberufe, darunter auch und besonders junge wissenschaftliche Disziplinen wie die Musiktherapie.

Zu den arbeits- und diskussionsintensiven Unterscheidungsmerkmalen der verschiedenen Hintergrundprägungen gehören besonders die Unterschiede in den Forschungsinstrumentarien: Die Schulmedizin forscht mit quantita tiven Instrumentarien, die Psychotherapie(n) weitestgehend mit qualitativen, einzelfall-bezogenen Analysen.
Dieses Buch kommt in eine Zeit, in der erste Erkenntnisse darüber vorliegen, dass sich diese bisherige Schwarz-Weiß-Kontrastierung der Forschungsinstrumentarien zwar nicht auflöst, aber einen *Zwischenraum* mit neuen, mehrperspektivischen Forschungsinstrumentarien erhält, in dem es möglich ist, vom Entweder-Oder und dem oft dazugehörigen Richtig-Falsch-Denken in interdisziplinäreres Denken und Handeln überzuleiten. Ein erheblicher Teil der im Promotionsstudiengang des Instituts für Musiktherapie der Hochschule für Musik und Theater Hamburg inzwischen abgeschlossenen und in Dissertationen gefassten Forschungsprojekte sind in diesem neuen Zwischenraum entstanden - zwischen ehedem und fälschlicherweise einander ausschließenden Forschungsinstrumenten qualitativer und quantitativer Richtung. Die stürmische Entwicklung der Neurowissenschaften neigt sich inzwischen ebenso zunehmend psychologischen Fragestellungen zu (Was ist das Ich?, Was ist Seele?) wie sich (musik-)psychologische und musiktherapeutische Fragestellungen bei ihrer Antwortsuche der neurowissenschaftlichen Unterstützung und ihrer zahlreicher und genauer werdenden bildgebenden Verfahren als Unterstützung versichern.

Was uns aber in allen o.g. Richtungen zu einem Konsens zu bringen scheint – ich hoffe es –, ist die Kenntnis und Anwendung der neueren Entwicklungspsychologie, repräsentiert durch Daniel Stern. Seine Forschungen fließen in dieses Buch ein – weniger durch oftmalige Nennung und Verbindung, als vielmehr durch die Gründe, deretwegen wir heute weit mehr darüber wissen, warum Musik auf unsere tiefsten und frühesten Persönlichkeitsschichten so sicher und so sichernd wirkt.
Wir wissen durch die Erkenntnisse Stern'scher u.a. Entwicklungspsychologie-Forschung (die eben gerade auf nicht nur streng naturwissenschaftlich begründeten quantitativen Forschungsmethoden aufbaut) weit mehr über die Gründe, wie es zu dieser lebenslangen Prägung durch die früheste Musik kommt (*Vitalitätsaffekte*), wie durch die lebenslange Abrufbarkeit von Ressourcen (die *RIGS*), die offenbar der Musikprägung vor dem Spracherwerbsalter vorbehalten ist.
Ob wir Musik mit unseren Patienten hören oder mit ihnen improvisieren: Die jeweilige Musik ist immer Symbol tiefsten Ausdrucks und frühester Eindruckswelten der einzelnen Persönlichkeit – und heute können wir dies therapeutisch nutzen und begründen.

Diese Verbindung von Musik mit den frühen Schichten unserer Persönlichkeit wird zudem durch die Tatsache intensiviert, dass wir die meisten unserer heutigen (auch verbalen) Kommunikationsmuster in jener präverbalen Zeit lernten und ausprägten, weil wir alle Zwiegespräche mit elterlichen und anderen Bezugspersonen auf der lautlichen Ebene von Lallgesängen, Call-Response-Spielen und überhaupt durch das *Spielen mit der Stimme* erlebten und führten. Unterhaltung und Gespräche haben wir damals in einem elementaren Sinne mit den Elementen der Musik geführt, erfahren und geübt.
Mit Rhythmus und Dynamik (die uns bereits intrauterin neben den eher im Hintergrund wirkenden Klängen und Melodien - etwa der mütterlichen Stimme in Verbindung mit deren Körpergeräuschen - besonders begleiteten und prägten) spielten wir besonders in der Frühstzeit unserer Kindheit und entwickelten bereits individuelle, *eigene* Rhythmen und Kräfte-Spiele im Schreien, Lallen, Zwiegespräch mit den Müttern und Vätern dieser Welt. Im Zusammenklang erprobten wir Nähe, das Zusammensein mit jemand anderen. Mit unseren eigenen improvisierten Melodien im Summen und Singen nähern wir uns der Grenze, wo wir sprechen lernen – also unsere Identität endgültig ausprägen. Bis zu dieser Zeit – die Grenze zum Spracherwerb ist etwa am Ende des zweiten Lebensjahres angesiedelt – haben wir die Welt durch unsere Umwelt hauptsächlich in Verbindung mit musikalischen Bauelementen erfahren, erarbeitet und erspielt.
Dieses Wissen über Musik und ihre Funktion in der Entwicklung der individuellen Persönlichkeit wird in der Musiktherapie differenziert genutzt. In der Improvisationsmusik der aktiven Musiktherapie ebenso wie im Gespräch mit dem Patienten nach einem gemeinsamen Musikhören (siehe: Methodik der Musiktherapeutischen Tiefenentspannung – MTE).

Die in diesem Buch gesammelten und geschilderten Einblicke und Entwicklungen sind am ehesten zu finden auf der Verbindungslinie zwischen 1) Schulmedizin und 2) Humanistische Psychologie – vor dem Hintergrund von 3) Psychoanalyse.
Weiter zeigt es Einblicke in die Verbindung einer von mir vor dem Hintergrund von M.H. Ericksons entwickelten rezeptiven Musiktherapie (Musiktherapeutische Tiefenentspannung - MTE) mit der Improvisationsmusik als zentralem Medium in der aktiven Musiktherapie.

Literaturhintergrund für diese Einleitung:

Decker-Voigt, H.-H. / Maetzel, F.-K.: Musik in der Selbsthilfe bei Herz-, Kreislauferkrankungen, Doppel-CD mit Handbuch, Polymedia/Universal, Reihe ENERGON, Hamburg 1998

Decker-Voigt, H.-H. (Hg.): Schulen der Musiktherapie, Reinhardt-Verlag, München 2000

Decker-Voigt, H.-H. / Obergelsbacher, D. / Timmermann, T.: Lehrbuch Musiktherapie, UTB-Reinhardt-Verlag 2008

Decker-Voigt, H.-H. / Weymann, E. (Hrsg.): Lexikon Musiktherapie, Göttingen: Hogrefe 2009 und Tokyo: Uni-Publishing 2008

Decker-Voigt, H.-H.: Mit Musik ins Leben, Reinhardt-Verlag, München 2007

Stern, D.N.: Die Lebenserfahrungen des Säuglings, Klett-Cotta, Stuttgart 1992

Stern, D.N.: The Motherhood Constellation, New York: Basic books Harper Collins, 1995

Ganten, D.: Information des Max Delbrück-Centrums für molekulare Medizin, Berlin 1998

Prof. Dr. Hans-Helmut Decker-Voigt
M.A. Express.Therapy Lesley Coll./ Cambr.USA

Direktor des Instituts für Musiktherapie der Hochschule für Musik und Theater Hamburg
Präsident der Akademie der Herbert von Karajan-Stiftung Berlin (Sitz Salzburg)
Prof. h.c. der Kunstwissenschaften der Rostropovitsch-Hochschule/Orenburg-Russland

Allenbostel/Lüneburger Heide und Hamburg im Mai 2009

Musiktherapeutische Tiefenentspannung (MTE) / (4)
Methodik

Zum Charakter des *Baukastensystems* der MTE

Die sieben Grundschritte der heutigen MTE erwiesen sich als methodische Folge, die sich nach den zwei Jahren ambulanter und zwei Jahren der stationären Erfahrung mit der Integration von Entspannungsarbeit in die musik-psychotherapeutische Arbeit für mich bzw. die Patienten als besonders flexible und offene erwies.

Flexibel, weil die einzelnen Schritte im therapeutischen Setting durch ihr *Baukastensystem* an der aktuellen physischen wie psychisch-emotionalen Befindlichkeit orientiert werden können.
Flexibilisierbar sind diese einzelnen Schritte von

- der einfachen Entspannungsarbeit (eigenständig oder als Einstimmung in die aktive Improvisationsmusik mit Patienten)

- über die Tiefenentspannung vor anstehenden größeren Untersuchungen (z.B. einer Ballon-Dilatation) oder der Vor- bzw. Nachbereitung bei operativen Eingriffen und

- der Vorbereitung und Einübung in *das Leben* danach; dem Leben nach der Entlassung, dem Leben als Herzpatient mit dessen 'Fallen für den Rückfall'.

Offen sind diese einzelnen sieben Schritte, weil sie koppelungsmöglich mit anderen Komponenten des Gesamtbehandlungskonzepts sind, z.B. Gesprächspsychotherapie, aktive Musiktherapie, psychosoziale Beratung, Hypnotherapie, Seelsorge, Ergotherapie.

4.1 Die sieben Grundschritte und ihr Kon-Text

Die „Prä-Suggestion“ vorab:
Als Präludium vor den sieben Grundschritten gilt jede „präsuggestive“ Phase; ein Gespräch unmittelbar vor dem Grundschritt Nr.1, in der der Klient/Patient gefragt wird, wie seine Erfahrungen,

Erinnerungen mit Entspannung, mit dem Zur-Ruhe-Kommen im Allgemeinen sei (Gesprächsthema bei der ersten Sitzung).
Danach (und dann bei jeder Sitzung) folgt die Frage, wann der Patient/Klient zuletzt eine Erfahrung mit Entspannung oder Ruhe erinnere – wie und wo dies geschah und wie der Patient dies organisiert und erlebt habe.

Sowohl bei Patienten in der ersten Sitzung wie auch bei Patienten, die von den fünf ersten Sitzungen an - in der Regel auch zwischen den Sitzungen - einzelne MTE-Grundschritte Zuhause oder in ihrem Klinikzimmer „üben", wirkt dieser Gesprächsteil in der Weise prä-suggestiv, dass sich der Patient an die letzte oder zurückliegende eindrückliche Erfahrungen mit Ent-Spannung, Ruhe, Loslassen-Können usw. erinnert.
Bei diesem Thema (wie bei jedem, das in die jüngste oder zurückliegendere Vergangenheit ragt) ist der Patient mit Assoziationen an Räume und Zeiten beschäftigt, die meist bereits auf ihn beruhigend wirken - vor jeder gesteuerten Trance-Induktion durch den Therapeuten.

Eine präsuggestive Phase gibt es längst vor Beginn einer MTE-Sitzung - ohne Therapeuten.
Es ist die Zeit, die der Patient (der ambulante Zuhause, der stationäre am Telefon mit einem Angehörigen) an die Aufgabe heran geht, die der Therapeut stellte: „Für diese Arbeit (MTE) bringen Sie bitte eine CD mit einer Musik mit, die Sie mögen und mit der Sie besonders die Erinnerung an Ruhe, an Entspannung verbinden…"

Die Zeit der Suche und der Entscheidung nach dem Tonträger wirkt sich ebenfalls auf die vorbereitende Einstimmung des Patienten in Richtung selbststeuernder Erwartung von Ruhe und Entspannung aus. Eine besondere Bedeutung hat daher auch die entsprechende Fragen-Sequenz im Patienten-Fragebogen (im Anhang), der Grundlage für ein Gespräch ist, in dem oft genug in der Schilderung der musikalischen Sozialisation eine größere Fülle von sozialanamnestischen Daten enthalten ist als bei standardisierten Anamnese-Gesprächshilfen.

Nach der präsuggestiven Phase, die bei erfahreneren Patienten durchaus zügig vonstatten geht, folgen die 7 Grundschritte:

I. Sensibilisierung auf den Körperkomfort

II. Sensibilisierung auf die Atmung

III. Sensibilisierung auf den Umgang mit Gefühlen, Bildern, Gedanken

IV. Sensibilisierung der auditiven Wahrnehmung auf die Musik hin

V. Re-Induktion in das Hier und Jetzt

VI. Reflexion des Erlebten

VII. Rolling Back

Folgende Herkunft prägen die einzelnen Schritte, die ich im Nachhinein und durch die Fallbeispiel-Vignetten erläutern und begründen werde:

Der durchgängig auf die Eigenverantwortung des Patienten abzielende supportive Tenor der verbalen Begleitung von 1. bis 6., die ich für mich als „Moderation der Beiträge des Patienten durch den Therapeuten" definiere, stammt aus der Tradition der Psychotherapie Milton H. Ericksons. Ebenso prägte Ericksons Hypnotherapie meine Begleitungsmodalität in die Trance-Stufen des Patienten.

Die nach der präsuggestiven Phase ersten Schritte I und II (Sensibilisierung auf Körperkomfort und die Atmung) beziehen einige Erfahrungswerte verschieden gerichteter (gelenkter, direktiver) Entspannungsmethoden ein - z.B. autogenes Training oder gelenkte Imaginationsarbeit.

Die Schritte III (und V) (Umgang mit Gefühlen, Bildern, Gedanken) basieren auf der Arbeitsweise mit assoziativem Material des Patienten, wie sie die meisten vor dem Hintergrund humanistischer Psychologie entstandenen Psychotherapien und Kunsttherapien nutzen (hier besonders der Ausdruckstherapie nach Paolo J. Knill und meiner 1975 mit Knill zusammen entwickelten Medien- und Ausdruckstherapie).

Der Schritt IV (Sensibilisierung auf das Hörbare im Umfeld, später die Musik) nutzt die Sensibilisierungsmethodik auf das auditive Umfeld, wie sie neben der rezeptiven Musiktherapie beispielsweise auch die Musikpädagogik im Elementarbereich (Decker-Voigt, Küntzel-Hansen u.a.) entwickelte - wie die Hypnotherapie Ericksons sie teilweise einbezieht und wie einige Körpertherapien (Bioenergetik u.a.) sie nutzen.
Dieser Schritt führt zu der Phase der vorbereiteten Musikrezeption, die zusammen im Kontext mit den anderen Schritten und deren Modifizierungsmöglichkeiten (komplexe Musik vom Tonträger alternativ zu vorstrukturierter improvisierter Musik einerseits und der Problemzentrierungen andererseits) die Konzeption der MTE ausmacht.

Der Schritt V (Re-Induktion) fußt auf den Erfahrungswerten verschiedener Entspannungsverfahren - vom autogenen Training bis zu gestalttherapeutischen Ansätzen -, betont jedoch vor dem Hintergrund der Hypnotherapie Ericksons die Eigenaktivität und Gestaltungsfreiheit des Patienten. Um einerseits eine Vermischung mit der anfänglichen Induktion (Begleitung in Trance, siehe Schritte 1-4) zu vermeiden, außerdem die Abgrenzung zum bekannten Setzen des *Realitätsbezugs* (Mary Priestley) zu betonen und um dem Patienten vor allem die immer gleiche Reihung der Schritte bewusst zu halten, nutze ich hier den Begriff der *Re-Induktion* (Induktion = Schritte in die Trance, Re-Induktion = Schritte aus ihr heraus).

Der Schritt VI (Reflexion des Erlebten) besitzt die größte funktionale Breitbandspanne: Er kann sich auf die einfache verbale Schilderung des assoziativen Materials durch den Patienten beschränken (bei der Zielrichtung allgemeiner Entspannungsarbeit). Er kann in die Deutungsarbeit des Patienten führen und mit ergänzenden Deutungsangeboten des Therapeuten die Richtung humanistischer und psychoanalytischer Aufarbeitung nehmen (deutlichere Akzentuierung der Vergangenheit) – und/oder das während der Musikrezeption Erlebte direkt durch *Anbindungsfragen* auf das gegenwärtige und geplante Lebenskonzept des Patienten beziehen. Die jeweilige Tiefenschärfe der Problematisierung/Konfliktzentrierung orientiert sich in der MTE nicht an einem Verfahrensprinzip, sondern ausschließlich an der Psychodynamik und physischen Befindlichkeit des Patienten. Komponenten der themenzentrierten Interaktion TZI (Ruth Cohn) und der Gesprächspsychotherapie nach C. Rogers finden sich hierin.
In diesem VI. Schritt entscheidet sich jeweils, wieweit die MTE im Bereich der Entspannungsarbeit verbleibt oder in ein problem- und lösungsorientiertes psychotherapeutisches Setting mündet.
Der Schritt VII (Rolling back) reiht sich in alle vorhandenen Therapieformen ein, die eine Kultur des Brückenschlags zwischen Therapieschutzraum (Zeit für den Patienten, seine Phantasie, seine Ressourcen) und der Anschlusswelt bzw. Außenwelt (hinaus an die Bushaltestelle, zurück an den Arbeitsplatz oder in die Wohnung) betonen und ritualisieren.

4.2 Der Auftakt zu den sieben Schritten: Meine "Befindlichkeit finden"

Diese erste Sensibilisierungsrichtung beinhaltet grundsätzlich zu Berücksichtigendes, das sich durch alle weiteren Schritte zieht und diese prägt. Deshalb nimmt die Ausführung größeren Raum ein:

Entspannungsangebote – gleich welcher Verfahrensrichtung – im Bereich der Prävention und Prophylaxe oder der Fort- und Weiterbildung anzubieten bedeutet eine positive Auslese, d.h. der Klient begegnet mir nicht als Patient und wird von der Erwartungshaltung gesteuert, er werde Angenehmes, Wohltuendes erleben.
Das gleiche gilt für den Patienten, wenn er den "freien Entspannungsmarkt" (Drogerie, Buchhandel, Apotheke) betritt. Dieser sowie die ambulanten und stationären Behandlungs- und Selbstbehandlungsangebote leben von der positiven Auslese und der supportiven Vorsteuerung, die der Begriff "Entspannung" schon assoziativ auslöst oder verstärkt.
Kein Mensch in einem Volkshochschulkurs oder Rehabilitationsangebot mit autogenem Training oder Trance-Induktion wundert sich, wenn ihm die Einladung bzw. die Induktion Komfort, Angenehmes, eine gute Zeit und was auch immer ankündigt bzw. suggeriert.
Anders der Herzpatient: Die Dramatik des Herzinfarkts oder der sich verdichtenden Herzerkrankung, die Einweisung in die Klinik, die rasche Folge der Behandlungsschritte, Untersuchungen und Eingriffe liegt zeitlich kurz zurück. Von der einfachen Injektion über Ballon-Dilatationen, Bypass-Legungen bis zur Operation am offenen Herzen bzw. die Transplantation, wird alles als traumarisierender Eingriff von außen erlebt werden und gesellt sich den ohnehin wirkenden Todesängsten, Ängsten um Verlust der Gesundheit, Verlust des bisherigen Lebenskonzepts zu.

Die Einladung – etwa in der Tradition des autogenen Trainings u.a. Verfahren, die den Appell des „Entspannen Sie sich – jetzt!" als suggestive Wiederholungskette nutzen oder in der Tradition M.H. Erickson'scher Hypnotherapie, „in der Sie es sich in der nächsten Zeit bequem machen können, in der Sie sich eine gute Zeit erlauben können" – kann bei dem schwer unter Druck, Leiden und Angst stehenden Patienten eine frühe Verständnislosigkeit gegenüber dem Therapeuten auslösen und den Vorwurf mangelnder Identifizierung mit sich, dem Patienten selbst, provozieren („Sieht der denn nicht, wie ich leide, dass ich aktuelle Schmerzen habe...?"); sie kann mit einem Wort diejenige Abwehr stabilisieren, die jeden Einstieg in trance-orientierte Entspannungsarbeit aufgrund der Beziehungsstörung blockiert.
Die MTE bezieht daher das jeweilige aktuelle Befindlichkeitsbild in die Einladung zur trance-orientierten Entspannungsarbeit mit Musik ein, sei es das vom Therapeuten vermutete oder vom Patienten selbst möglichst genau um- und beschriebene Befindlichkeitsbild - psychisch wie physisch.
Diese prinzipielle Form jeglichen *Abholens* des Patienten auf seiner leib-seelisch-geistigen Dreieinheit bedeutet daher: einen verbalen Austausch vor dem Schritt 1., der Sensibilisierung auf den Körperkomfort, um eben zu diesem Bild zu gelangen. Oft steht dabei die aktuellste medizinische Diagnose und damit die physische Ebene als Einstiegsthematik im Vordergrund.

Die Bewusstmachung (beim Therapeuten) der Bedeutungs- und Steuerungsdimension dieser aktuellen physischen Welt des Herzpatienten als Einstiegsthema in alles weitere psychisch-emotionale Begleiten kann gar nicht hoch genug eingeschätzt und genug berücksichtigt werden. Auch, und gerade weil die musik-psychotherapeutische Position und deren Menschenbild (holistisches Denken) und das dazugehörige musik- und kunsttherapeutische Repertoire eher zur Abgrenzung von der medizinisch diktierten Welt einer Herzklinik (funktionales, medizin-apparatives Denken) verführen.
Um den Schritt 1. mit dem Patienten gehen zu können und ihn Motivation den weiteren Schritten gegenüber entwickeln lassen zu können, kristallisierte sich daher das Suchen und *Finden des Befindens* als eine *Induktion in die Induktion* heraus.

Verbales Zeichnen des Befindlichkeitsbildes

Einstiegsgespräch zum Thema Befindlichkeit

„Könnten Sie einmal mit Worten ein Befindlichkeitsbild von sich zeichnen...?“
„Wie finden Sie sich jetzt?"
„Wie finden Sie Ihr Befinden?“
(„Nach dieser schlechten Nacht, vor der heute anstehenden Untersuchung“ - oder „nach dem gestrigen Brief von Ihrer Firma; vor dem heutigen Besuch Ihrer Frau...“ - je nachdem, was der Patient als deutlich wichtig, ihn beherrschend, formuliert.)

Ich präferiere Formulierungen, nutze oft Wortspiele, um von Standardantworten auf die Standardfrage „Wie geht es Ihnen?" weg zu steuern. Besonders die Wortspiele assoziativen Charakters geben manchmal eine gute Basis für die späteren *Tonspiele* in der freien Improvisation.

Bei Patienten mit geringer Verbalisierungsfreundlichkeit lade ich zum Improvisieren des Themas *Meine Befindlichkeit* ein. Diese Improvisationen vor der rezeptiven Arbeit mit Musik sind eine spielerische, fluide Möglichkeit, den Patienten die fließenden Übergänge zwischen seinen verschiedenen musikalischen Ausdrucksebenen (improvisierte Musik und rezeptiv erlebte Musik) erleben lassen zu können. Die Erfahrung, dass sowohl die eigene improvisierte Musik als auch die gewählte komplexe Musik von CD/MC Symbolcharakter für den eigenen Ausdruck tragen, der eigene Ausdruck sind, lässt die oft als *völlig verschieden* eingestuften Verfahren der Musiktherapie („Hören wir hier bei Ihnen Musik? Oder sollen wir Musik spielen?) integrativer wirken und machen sie beide zu Instrumenten der Ausdruckssuche und -findung.

Musikalisches Zeichnen des Befindlichkeitsbildes

Musikalisch improvisiertes "Ein-Minuten-Bild" zum Thema Befindlichkeit

„Vielleicht mögen Sie versuchen, mit Tönen auf den Musikinstrumenten auszudrücken, wie es Ihnen geht...? Eine Ein-Minuten-Musik?"

Oft genug spielt der Patient in dem *Ein-Minuten-Klangbild* bereits Strukturen, die er sich kurze Zeit später als komplexe Musik aus dem CD oder MC-Repertoire wünscht. Die Parameter Tempo und Dynamik, Klang, Rhythmus und die Form - oder einzelne von ihnen - tauchen hier auf und ziehen sich in die verbale Induktion durch den Therapeuten und die Musikrezeption hinein.
Das oft die Induktion behindernde Belastungs- bzw. Befindlichkeitsthema kann so eher in die „gute Zeit, die Sie sich jetzt zu machen versuchen können..." integriert werden.

Rezeptiv musikerfahreneren Patienten, die oft bildungsbürgerhafte Hemmungen vor jeder eigenen Klanggestaltung haben, kann anstelle der musikalischen Improvisationsmusik zum Thema Befindlichkeit auch gleich komplexe Musik von CD/MC angeboten werden:

Innerliches Musikbild als Befindlichkeitsbild

„Gibt es vielleicht eine bestimmte Musik, die Ihnen jetzt einfällt zum Thema 'Wie geht es mir heute?'"

Ob Adagio oder agogischer Ausbruch, der Patient sagt auch so etwas über seine Befindlichkeit aus, was vielleicht dann in ein Gespräch zum Thema führt oder mit hinein genommen und in die Induktion integriert werden kann („Können Sie sich vorstellen, dass Sie diese innere Musik (oder Ihr gemaltes Bild/Ihre gespielten Klänge eben, unser Gespräch jetzt...) mit hinein nehmen in die Induktion/in die nächste Zeit, wo Sie versuchen könnten, sich etwas Gutes zu tun?").
Ob verbales Zeichnen des Befindlichkeitsbildes, ob bildnerisches, musikalisch rezeptives oder improvisiertes Zeichnen - es geht um die antizipierende Integration der Antwort des „Wie geht es mir?" in die Induktion, die dem Patienten (und Therapeuten) nur gelingen kann, wenn Belastendes mit hinein in eine gute Zeit gelangt, wenn es ernst genommen wird, dann oft genug in der Induktion und anschließenden Musikrezeption mutiert, sich wandelt und verändert in das *Rolling Back* mündet.

Bei weniger verbalfreudigen Patienten gibt es gute Erfahrungswerte mit dem Transfer des Themas *Meine jetzige Befindlichkeit* zum Zeichnen mit Malstiften auf DIN-A3-Papierbögen, die bei mir zur Ausstattung des Musiktherapieraumes gehören.

Bildnerisches Zeichnen des Befindlichkeitsbildes
Visuelles Bild zum Thema Befindlichkeit

„Vielleicht mögen Sie mit Malstiften/Farben auf Papier die Antwort auf die Frage suchen, wie es Ihnen gerade geht? Ein Ein-kleines-Minuten-Bild?"

(mit anschließendem Gespräch dazu oder Übergang in die musikalische Zeichnung des Befindlichkeitsbildes)

Vignette:
Eine Patientin sprach schleppend über ihre schlechte Nacht (vor einer Ballon-Dilatation an diesem Tage), ihre Sprache versandete schließlich in unvollendeten Halbsätzen. Ihr Befindlichkeitsbild auf dem Zeichenblock zeigte sie im Vordergrund im Bett in ihrem Zimmer, im Hintergrund waren ganze Regale bis zur Decke hoch mit Medikamentenflaschen und medizinischen Gefäßen hastig gemalt – in der Mitte des Bildhintergrundes das Fenster zur Ostsee heraus.
Das vorher versandete Gespräch nahm anlässlich des Bildes einen lebhaften Verlauf: Die Patientin leitete ein großes Reformhaus mit viel Kontakten zu Bio-Bauernhöfen und ihr Lebens- und Menschenbild war ein alternatives, bzw. politisch grünes und lebenskonzeptionell „sehr, sehr natürlich leben wir da draußen..."
Die Befindlichkeit an diesem Morgen stellte sich als gar nicht so sehr von der Furcht vor der Ballon-Dilatation gesteuert heraus (worauf mich der behandelnde Arzt aufmerksam gemacht hatte), als vielmehr von dem Gefühl, ihre Welt "da draußen", eine liebgewordene Ideologie, die zu ihrer Identitätsbildung beitrug, verraten zu müssen, sich hier in der Klinik abhängig von Maschinen, außerhalb der Klinik später lebenslang von Medikationen und Trainingsprogrammen machen zu müssen.
„Einschließlich der Entspannung mit Musik, die ich doch regelmäßig machen soll..."

Die Weiterarbeit mit dieser Patientin betraf den Hintergrund für ihr Gefühl, ihre alternative Gesundheitswelt verraten zu müssen: Sie fühlte sich von ihrer heilsamen Welt verraten, verlassen, im Stich gelassen. Ihr Hader, dass ihr konsequentes Leben nicht belohnt, sondern auch durch Krankheit *bestraft* würde, trug mittelalterliche Glaubenszüge und behinderte die Akzeptanz ihres Krankseins und damit der Behandlungsangebote - medizinisch wie psychologisch.

Mit der Bereitstellung von bildnerischen Materialien zum Ausdruck der Befindlichkeit wird hier statt der sozialisierend wirkenden musikalischen Ebene die individualisierend wirkende Ebene des Malens oder Zeichnens ermöglicht.
Patienten ausschließlich zum Umgang mit musikalischen Materialien einzuladen, bedeutet, sie der grundsätzlich sozialisierenden Wirkung von Musik auszusetzen: Jede musikalische Äußerung und Rezeption – improvisierend oder hörend – verbindet die Teilnehmer einer Gruppe ebenso wie Therapeut und Patient. Da kein Mensch einen Klang im Raum spielen oder hören kann (Ausnahme der Einsatz von Kopfhörern), ohne dass ihn der andere mithört (zwangssozialisierende Wirkung von Musik), ist manchem Patienten dieser Zugang eine Erschwernis. Er bräuchte den sicheren Schutzraum ungestörten Zusammenseins mit sich selbst, er bräuchte die Wahrnehmungslenkung auf sein Inneres und den anschließenden individualisierenden Ausdruck auf dem Bild – nicht die sofort hörbare, geteilte Mitteilung an die anderen bzw. den Therapeuten.
Wenn die Patienten-Signale dieses sozial-psychische Bedürfnis nach *für sich sein* zeigen, dann verlasse ich die musikalische Ebene bzw. betrete diese (noch) nicht.

Insgesamt thematisiere ich mit allen Patienten vor dem Beginn der eigentlichen Induktion die Bewusstmachung, dass es neben der Akzeptanz des Unglücks auch um die Suche und Auffindung positiver Augenblicke inmitten des Krank- bzw. des Unglücklichseins gehe und Entspannungsarbeit eben zu diesen Suchprozessen nach positiven Zeitstrecken in belasteten Zeiten gehöre.
Verlockung, Verführung („Sie würde Ihnen vielleicht sehr gut tun – eine solche Zeit der Entspannung. Ich begleite Sie dabei...") sind n.m.M. probate Mittel der Motivierung, ja Bestandteile musikorientierter Trance- und Entspannungsarbeit bei akut schwer Herzkranken.

Die letzte Frage des Therapeuten an den Patienten vor dem Schritt 1. der Induktion ist – ebenso wie die Thematisierung der Befindlichkeit, s.o. – längst der Beginn derselben:

„Brauchen Sie noch irgendetwas – bevor wir beginnen?"

Diese Frage lässt den Patienten aktiv werden. Er prüft aufgrund der Frage den situativen Kontext auf weitere Komfortabilisierung hin und ist bereits an der Gestaltung seiner *guten Zeit* inmitten der Krankheit beteiligt.

Manchmal führt die Entpersonalisierung der obigen Frage weiter:

„Braucht es noch etwas – bevor wir beginnen?"

Sie empfiehlt sich dort, wo ein Patient die direkt auf ihn bezogene Frage erneut nutzt, um allgemein psycho-dynamisch anspannende und die Induktion blockierende Themen zu reaktivieren (Probleme in der Firma, in der Partnerschaft).
Braucht *es* noch etwas – das assoziiert nach meinen Erfahrung noch direkter den situativen Kontext und lässt den Patienten auf Sitzflächenwahl, auf Lichtwinkeleinfall, auf seinen *circle of protection* achten – wenn der Therapeut diese Rahmenbedingungen nicht ohnehin einzeln thematisiert.

4.3 Die sieben Schritte im Einzelnen

Das Fühlen, Denken und Handeln des Herzpatienten drehen sich während der zurückliegenden Zeitstrecken des akuten Erkrankens, der Krisenintervention und Intensivbehandlung zunächst um Körperliches.
Die Betonung eben dieses seines Körpers im ersten Schritt der MTE bedeutet für den Herzpatienten ein Abgeholtwerden in eben dem von ihm erwarteten, vertrauten, in der Not der Krankheit "Heimat" gewordenen Reich des Körperlichen.

Alle bisherigen Thematisierungen des Körpers - seine Behandlung, Steuerung und Organisation - wurde vom Patienten passiv-reaktiv erlebt. Die Einladung in die Denkebene „Mein Körper weiß am besten, was ihm jetzt gut täte, wie dies oder jenes ihm inmitten meiner Krankheit Erleichterung verschaffen könnte..." ist eine Überraschung für den Patienten: Er fühlt (Eigen-)Kompetenz aktiviert, mit der er sich selbst behandeln soll und kann. Bei dem Thema Entspannung sogar so gut wie niemand sonst.

Hier ein Modell der 'großen' Induktion (zeitliche Dauer: 23 Minuten), in der die Verbalisierung die Sensibilisierung auf den Körperkomfort als Hauptaufgabe hat:

- die ständige Erinnerung: „Sie sind der Kompetente für diese Behandlung"

- die Bewussthaltung ständiger Variationsmöglichkeit der Behandlung: „Vielleicht ist es schon gut so, wie Sie sitzen, vielleicht möchten Sie noch etwas ändern - dann tun Sie dies, weil nur Ihr Körper die Erfahrungen gespeichert hat, wann es ihm entspannt(er) ergehen könnte - mitten in einer solch schwierigen Zeit der Erkrankung, in der Sie es sich eine kleine Weile besser, vielleicht gut gehen lassen könnten..."

Die nachfolgende Durchformulierung einer Induktion soll eine Anregung sein:

- für den Freiraum gebenden Stil der therapeutischen Sprache und Ansprache des Patienten, wie sie M.H. Erickson, Carl Rogers u.a. empfehlen

- für Induktionen, an deren Ende eine Musikrezeption mit abschließendem Rolling-Back-Gespräch steht, d.h. die sonst nicht weiter mit psychotherapeutisch aufarbeitenden Schritten gekoppelt werden soll.

Das Hauptkriterium für die Entscheidung dazu (mit oder ohne Problemzentrierung) prägt sich meist schon in dem aussagefähigen Bild aus, das durch den Auftakt des *Befindlichkeitsbildes* auftaucht (s.o.) und wird durch den möglichen Zeitrahmen ergänzt, der zur Verfügung steht. Problemorientierte Weiterarbeit nach der Induktion und Musikrezeption bedeutet die zeitliche Raffung der hier geschilderten *großen Induktion* (bis zu 20 Min.) zu einer *kleinen Induktion* (10 Min.) und entsprechend deutlich mehr Zeit für die Nachbearbeitung.

Die Texte in den zwischengeschobenen Kästen geben Informationen über:

- Besonderheiten der Formulierungsmuster
- Nutzbarmachung der Trance-Indikatoren
- Informationen zum Stimmduktus und zur Stimmgestaltung
- Bezüge zu den *Musikalisierungen der therapeutischen Sprache*
- Brückenmöglichkeiten zu spezifisch musiktherapeutischen Interventionen u.a.

4.4 Sensibilisierung auf den Körperkomfort

Wort- und andere Spiele

„In der nächsten Zeit können Sie üben, sich selbst eine gute Zeit zu erlauben. Sozusagen einen ebenso kleinen wie feinen *Urlaub* inmitten dieses Tages während Ihrer Zeit hier auf der Station zu erleben."

(Das Wort Urlaub stammt nicht zufällig vom Wort *erlauben* ab.)

Die Erfahrungswerte mit stark positiv assoziativ besetzten Begriffen wie *Urlaub* sind positiv. Um das einzelne zentrale Wort hervorzuheben, nutze ich das *zeitliche Innehalten* (das später beim Thema *Atmung* eine erneute Rolle spielt und wiedererkannt werden kann), indem ich das hier am Anfang noch normale Sprechtempo (oberhalb von 75 Betonungen pro Minute) durch kurzes Anhalten des Atemflusses und besonders langsames Ansetzen des Begriffs (hier *Ur – laub; er - lauben*) verzögere (*cunctatorischer Effekt*, d. Verf.).

Außer dem Wortspiel *Urlaub/erlauben* benutze ich **überwiegend keine weiteren Assoziationshilfe aus dem bisherigen Erlebnisbereich des Patienten**, wie z.B.: „Gehen Sie einmal an einen Ort, wo Sie sich erinnern, schon einmal oder gar öfter entspannt zu sein, los zu lassen..."
Diese in der Hypnotherapie M.E. Ericksons bewährte und zum Standard der Induktion gehörende Nutzung früherer Bilder, die den Körperkomfort des Patienten mit steigern helfen lassen, kollidieren später in der MTE beim Übergang zur Musikrezeption mit denjenigen inneren Bildern, mit denen der Patient diese *seine* Musik besetzt hat oder verhindern, dass aufarbeitungsbereite innere Bilder auf die Musik projiziert werden können.

Etymologische Spielereien allgemeiner Art (Urlaub – erlauben) hingegen verstärken oft den Fluss freier Assoziationen in Richtung Spiel, Loslassen, Unterhaltung, Lustgewinn - besonders bei Patienten mit entsprechender verbaler Fluidität. Auch bei weniger verbal flexiblen Patienten erlebe ich, dass sie

solche etymologischen Assoziationsbrücken als spielerisch und erinnerungswürdig aufnehmen - was sich hinterher im Nachgespräch zeigt.
Spiele mit Worten, Silben und/oder Satzteilen sind Bauelemente, die ich spontanen, auf den Patienten bezogenen handlungsorientierten Geschichten oder den *Lehrgeschichten*, wie sie M.H. Erickson kultivierte, als festes Element bei mische. Ich entwickele sie im Verlauf der Begleitung zunehmend mehr, wenn die positive Resonanz durch entsprechende körperliche Trance-Indikatoren angezeigt wird.

Gute Erfahrungen in dem Projekt mit Herzpatienten habe ich auch mit dem Einstreuen von *herzspezifischen* Formeln und Zitaten, wie sie in der Literatur, in Musiktexten, in Aphorismen, Liedern und einzelnen Schlüsselbegriffen - wie sie in einmaliger Vielfalt in unserer Sprache unzufällig verankert sind - sammeln können. Hier einige Beispiele, die unmittelbar oder mittelbar darauf hinweisen, wie unteilbar die *Gefühle des Herzens* im Unbewussten des Menschen sind. Gerade die belastenden Gefühlswelten finden sich in der *Sprache des Herzens* (Rüdiger Dahlke) wieder – jedoch mit der dahinter stehenden Sehnsucht nach Wiederherstellung der inneren Balance, der Einheit, der Gesundheit des Herzens.

Vor dem in unserer Sprache häufigsten Zweisilber *herzlich*, das allen etwas unbestimmtes Bestimmtes sagt, was sowohl die kollektive als auch die individuelle Symbolebene betrifft, sind besonders internalisiert und assoziationsträchtig (für Erwünschtes, Ersehntes, negativ Erfahrenes, Enttäuschtes, überwiegend jedoch symbiotisches) nach wie vor:

- von ganzem Herzen lieben (versus *halbherzig*)
- auf Herz (und Nieren) prüfen (versus von Herzen Ja sagen)
- auf das Herz sehen
- sein Herz an jemanden/an etwas hängen
- Herz haben
- Herzensbildung
- ein Herz und eine Seele
- Herzdame, -bube
- Herz verlieren
- ans Herz gewachsen
- unter dem Herzen tragen
- in sein Herz schließen

Weniger Symbiotisches um- und beschreibend, eher auch in allgemeineren, profaneskeren Zusammenhängen finden sich:

- herzhaft
- Herz fassen/Herz nehmen
- Herzenswunsch
- Herz rutschen lassen (in die Hosentasche, die Knie)
- ent-, weitherzig
- Herz im Leibe umdrehen
- Herzzerreißend

... usw. usf.

Rüdiger Dahlke sammelte und differenzierte in seinem Buch "Herz(ens-)Probleme" weiteres Material und ordnete es den verschiedenen emotionalen Grundbedürfnissen des Menschen zu.
Diese Benennung und Nutzung der symbolträchtigen literarisch-aphoristisch-allgemeinsprachlichen Herzformeln regten einzelne Patienten zum Nach- und Vordenken über ihr Herz und dessen zentrale Symbolebene auf unbewusster, vor- und bewusster Ebene an. Etliche Feedbacks sagten aus, dass diese spielerischen Einstreuungen mit der Nennung des scheinbar ursächlich für die Erkrankung zuständigen Organs eine leicht begehbare Brücke für die eigene Psyche war: nachzudenken über die Bedeutungsebene des Herzens. Das Herz, das bis dato im stationären Alltag oft ein nur somatisch gesehenes Objekt war, wird Forschungsprojekt zum Stöbern im psychisch-emotionalen Bedeutungsrahmen, den das Herz für mich außer im Infarkt, beim Bypass, in der Angina pectoris usw. hat.

Spätere Gesprächeinstiege in der Musiktherapie (siehe VI, Reflexion des Erlebten) waren den Patienten oft durch die Erinnerung an Zitate möglich und erleichterten die Sichtweise darauf, dass die kranke Somatik oft Ausdruck für eine schon längere Zeit kranke Psyche und gekränkte Emotionen war.

Eine weitere Stützung der freiheitlichen, durchgängig 'Sich-etwas-erlaubenden-Klimatologie' geschieht durch zunehmendes Verbinden von Satzteilen und Ganzsätzen mit dem Wort: *Und.*
Während außerhalb der Trance und im Wachbewusstsein die 'Und-dann-und-dann-Formeln' eher Desorientierung und Verunsicherung auslösen (sowohl im therapeutischen wie auch im (schul-) pädagogischen Kontext), wirken sie offenbar in der Induktion trance-verstärkend und entspannungsatmosphärisch verdichtend.

4.4.1 Vom Umgang mit Rasenmähern – und anderen Störungen

Generell gilt ab jetzt in der Induktion für den Umgang mit Störungen von außen wie von innen:
Benennen und damit integrieren.

Beispiele für Störungen von außen:
Entfernt hörbare Stimmen oder Rasenmäher, versehentlich geöffnete Tür durch einen Kollegen, der das Schild „Nicht stören – Therapie" außen im Flur auf sich bezieht, Unfallwagen-Sirene.
In unserer Klinik – direkt am Ostsee-Strand eines Badeortes gelegen – waren latente Klangbänder des sommerlichen dichten Strandtreibens ebenso *einzuarbeiten* wie die konkurrierende Drehorgelmusik von Straßen- und Strandmusikanten-Kollegen.

Beispiele für Störungen im *Innen* des Therapieraums:
Knackende Heizungen, knarrende Möbel (bei Haltungsänderungen des Patienten und Therapeuten), Laufwerkgeräusche bei Bedienung von Audio-Wiedergabegeräten usw., außerdem die vom eigentlichen *Innen* hörbaren Körpergeräusche von Patient und/oder Therapeut z.B. kurz vor oder nach Mahlzeiten, die – wenn sie nicht integriert werden – die meisten Patienten aus der Trance gehen lassen, mindestens unterbrechen und stören. Des weiteren Atemgeräusche oder bei starken Emotionen die Laute von Weinen und Schluchzen; bei Erkältungserkrankungen: Schniefen, Husten – alles kann nicht nur, sondern sollte einbezogen sein.
Die Methode der Integration von Störungen geschieht durch einfache Benennung, manchmal ausführlichere Beschreibung:

„Und wo wir uns jetzt eine kleine, feine, gute Zeit zu erlauben versuchen, nehmen wir in diese mit hinein: das Geräusch des Rasenmähers unten vor dem Fenster, der gerade Gras mäht, um uns später besser darauf gehen lassen zu können und gehen weiter in die Zeit, die wir uns so bequem machen wollen, wie eben gerade möglich."

Dieser einfache methodische Schritt der Integration durch klare Benennung bewirkt in den meisten Fällen eine Abschwächung, oft ein Verschwinden des Störungsanlasses in der Patienten-Wahrnehmung. Ericksons Hinweise, wie sicher der Patient in einer erst einmal als positiv akzeptierten Trance negative Störungen einzubeziehen imstande ist (und nicht verdrängt, was Energie kostet, die der Trance und Entspannungsarbeit abgeht), sind wohl in die meisten Induktionstechniken gelangt.
Meine Beobachtung: Je schwerer die Störung von außen ist desto mehr lohnt es sich, diese ausführlicher inmitten der Trance zu beschreiben, z.B. der Hubschrauber über dem Klinik-Dach oder die Drehorgelmusik unten vor dem Fenster. Ich verweile dann bei der Störung und beschreibe sie – eingebettet in Erinnerungen an die Hauptaufgabe. Bsp.: „Wenn Sie sich entschlossen haben, die Augen zu schließen und den inneren Blick zu nutzen" (immer den Körpersignalen des Patienten folgend, siehe das *Pacing* Ericksons; jetzt nähert sich jedoch die Drehorgelmusik unüberhörbar unten) „dann beziehen wir in den inneren Blick auch das äußere Hören ein – was wir gerade hören, z.B. unten den Drehorgelmann – und nehmen seine Musik schon einmal vorweg als Begleitung für unsere Körperwanderung..."
(Apropos Drehorgelmann: Nachdem ich am dritten Tag meiner Arbeitsaufnahme in der Klinik begriff, dass der Kollege da unten nicht nur seine Drehorgel, sondern auch regelmäßige Runden genau um die Klinik zum Zeitpunkt meiner Therapien drehte, suchte ich in einer Pause den freundlichen Menschen auf und machte mit ihm ein Geschäft: Ich zahlte 5 Euro für jeden Tag, wo ich gerade arbeitete, damit er nicht während meines Therapiezeitraumes am Strandabschnitt der Klinik vorbeizog, sondern weiter unten. Es führte zu einem guten Geschäft für den Drehorgelmann, weil dieser nun sofort vorstellig wurde, wenn er meinen Wagen auf dem Klinik-Parkplatz entdeckte.)

In solchen Störungsintegrationen 'springe' ich dann methodisch und nutze die Schritte, wie ich sie ausführlich im Abschnitt *Sensibilisierung der auditiven Wahrnehmung* als Vorbereitung auf die Musikrezeption schildere, um dann wieder zur Körperwanderung bzw. der Vorbereitung derselben zurückzukehren.

Das Gesagte gilt nicht für die Integration von Geräuschen wie Weinen, Schluchzen, Hustenanfall usw. des Patienten. In solchen Fällen frage ich, biete ich an, ob eine Unterbrechung, ein Hinausgehen (aus der Trance) vielleicht besser für ihn sei. Manchmal wird dies nötig und führt zum therapeutischen Gespräch – manchmal entscheidet sich der Patient aufgrund der Entscheidungsmöglichkeit (**„Vielleicht** ist es besser für Sie zu unterbrechen – oder möchten Sie lieber auf dem Weg weiter wandern, auf dem wir jetzt gerade sind?") zum Integrieren auch seiner starken Emotionen und verbalisiert diese erst nach der Re-Orientierung im ohnehin anschließenden therapeutischen Gespräch.

4.4.2 Steuerungshilfen für die Tranceinduktion

Ihre Aufgabe heißt: „Ich erlaube mir jetzt eine gute Zeit."

Die Nutzung des Begriffs *Aufgabe* schließt an das *Üben* vorher an. Diese Nutzung kann bei besonders leistungsorientierten Patienten den Übergang zur Entspannung erleichtern helfen, weil die Erkenntnis ausgelöst und verstärkt wird, dass Entspannungsarbeit, dass Trancearbeit – Arbeit sei. Die Majorität der Herzpatienten meiner Klientel arbeitet bzw. arbeitete in besonders leistungsorientierten Arbeits- bzw. Familien-Rollen (zunehmender Anteil von jüngeren Frauen mit der Doppelbelastung von Beruf und Familie), sodass die Akzeptanz jeglicher Arbeit an der eigenen Gesundheit über diese Assoziationsbrücke leichter geht. Die direkte Anrede („Ihre Aufgabe") assoziiert zudem eine gewisse Unausweichlichkeit, ein Pflichtbewusstsein, sich dieser Aufgabe stellen zu müssen.

„Ihr Körper weiß am besten, was bequem für ihn ist. Vertrauen Sie einmal den vielen Lagen- und Seiten-Winkeln, die Ihr Körper besser kennt als jeder andere, wenn es um Bequemlichkeit für Sie geht, um den Komfort, mit dem Sie da jetzt sitzen (bzw. liegen).
Und probieren Sie aus, experimentieren Sie, ob Sie noch etwas ändern wollen. Ist da noch irgendwo eine kleine Spannung, Verspannung, die Sie ändern können, wenn Sie dem Impuls Ihres Körpers folgen?
Komfortabel sollen Sie es ja haben, es sich komfortabel machen...
Vielleicht möchten Sie noch irgendetwas, was nur Sie und Ihr Körper wissen, kein Therapeut so gut wissen kann wie Sie, ändern? Irgend etwas am Sitz – oder einem einzelnen Körperteil?“

Außer den vertrauten, bewährten Formulierungsmustern, die der Trancearbeit M.H. Ericksons folgen und auf die ich hier aufgrund reichlicher Literatur darüber nicht ausführlicher eingehe bzw. nur bei abweichenden oder weiter und anders entwickelten Sentenzen, sei hier hingewiesen auf:

1) die dissoziierende Wirkung, die der Wechsel von „Ihr Körper weiß..." und „Sie sollen es komfortabel haben" beabsichtigt.

Solche Dissoziationen erleichtern dem Patienten die Sensibilisierung auf seinen Körper und die Respekthaltung vor dessen Ressource sowie das wachsende Wissen um ihn.
Insgesamt kann durch solche verbalen Lenkungen das Wissen des Patienten um seine eigene Kompetenz im Blick auf erholsame, gesundheitsfördernde Zeiten (inmitten der Krankheit) wachsen. In diesem Zusammenhang formuliere ich auch Hierarchisierungen („Sie wissen besser als ein Therapeut..."), was oft zu Nachdenklichkeit bis Heiterkeit inmitten der längst begonnenen Trance beim Patienten führt, der bis dato zur Autoritätsabhängigkeit und -gläubigkeit im medizinischen Bereich gezwungen war.
Die Nutzung des Appells („Experimentieren Sie!“ oder „Probieren Sie aus!") beabsichtigt, den Patienten alle seine Schritte im Hier und Jetzt (was verbal immer wieder betont wird)

- ernst zu nehmen,
- ihn neugierig auf die Folgen zu machen und
- die eigene, ständige Veränderungsmöglichkeit erinnern helfen zu können.

Die Folge kann eine ständig wachsende Sensibilisierung dem Körperselbst gegenüber sein.
Bis hierhin thematisiere ich noch keine einzelnen Körperzonen, sondern überlasse dem Patienten einen ungerichteten, noch nicht spezifizierenden Suchweg nach Spannungen.

„Die einen Menschen machen eine solche Übung lieber mit offenen Augen – das geht. Wieder andere bevorzugen den inneren Blick, das innere Auge für eine solche Zeit und bevorzugen das Schließen der Augen.“
Nicht erst seit M.H. Ericksons Hypnotherapie, sondern auch vorangegangene Suggestionstechniken nutzten die *Wirkung des letzten Wortes*. Beispielsweise wissen wir, dass die Aufmerksamkeits-intensität und -kontinuität für innere Bilder und Hörerleben (therapeutische Stimme, später Musikrezeption) im Patienten wahrnehmungspsychologisch dadurch gesteigert wird, dass die visuelle Wahrnehmungsebene durch geschlossene Augen ausgeblendet wird.
Die direkte Aufforderung „Schließen Sie die Augen!" provoziert jedoch bei manchen Patienten, besonders denen ohne Erfahrung mit Körperwahrnehmungsübungen und Dunkelheit, Widerstand gegen den *Befehlscharakter* und/oder Ängste, die Kontrolle über die Situation, den Therapeuten, sich selbst zu verlieren.
Eine Lösung ist dabei die *Wirkung des letzten Wortes* („...Schließen der Augen"), das buchstäblich im Lesen wie im Hören von Sprache das Sagen hat.

Der Therapeut will den Patienten zur Wahrnehmung mit geschlossenen Augen bringen, sollte dies aber nur aus der völligen Freiwilligkeit des Patienten heraus zu erreichen versuchen. Diese ist gegeben durch Einladung - nicht Aufforderung! -, die leicht in die Nähe von Forderung geraten kann.
Die Freiwilligkeit ist dem Patienten durch Alternativen deutlich zu machen („...lieber mit offenen Augen – das geht"). Die Lenkung erfolgt dadurch, dass der Therapeut den Schritt, den er den Patienten gehen sehen möchte, als letztes Angebot unter den möglichen Alternativen nennt ("...wieder andere bevorzugen den inneren Blick - mit dem Schließen, mit geschlossenen Augen...").
Der Patient speichert meist den letztgenannten Schritt und vollzieht ihn aus der Atmosphäre eigener Entscheidung heraus, die durch die Empfehlung von Erickson, *vielleicht* einzustreuen wo immer möglich und sinnvoll und ausschließlich positiv besetzte Begriffe zu nutzen ("...andere lassen die Augen offen - das geht - wieder andere *bevorzugen* geschlossene Augen...") verstärkt wird.
Wie sehr diese Steuerungshilfe auf un- bzw. vorbewusster Ebene wirkt, zeigen auch erfahrungspsychologische Alltagsbeispiele: Wollen wir, dass jemand mit frisch eingegipstem Fuß unbeschadet die Treppe herunter kommt und rufen ihm zu: „Achten Sie darauf, dass Sie nicht stolpern!", dann beschäftigt sich das Unbewusste des Patienten mit dem Stolpern und oft genug passiert dann eben das, was vermieden werden sollte.
„Kommen Sie heil die Treppe herunter!", wäre schon eine aussichtsreichere Empfehlung. Noch besser solch Wortspiel wie: „Mit dem Gips sind Sie langsamer, vielleicht haben Sie jetzt Zeit für das Studium des Teppichmusters (der Holzmaserung)", wobei ebenfalls die Einstreuung von *vielleicht* und *Zeit haben* Freiheit und Möglichkeit und Erstrebenswertes quasi als positive, atmosphärische Nebenwirkungen betonen.
Oder: Der Beschluss zu Hause, Ur-Großmutters englisches Service mit der Hand und nicht im Geschirrspüler zu reinigen, kann zur Katastrophe führen, wenn das Motto lautet: "Achtung! - Wenn da was herunter fällt, dann ist es entzwei!"; und das Gehütete geht entzwei, weil die letzten Worte (herunter fallen, entzwei gehen) uns beschäftigen und lenken.
Im Tonbandprotokoll eines Musiktherapie-Settings hörte ich zusammen mit dem Supervisanden kurz vor dem Beginn der Musikrezeption diesen zu seinen Patienten sagen: „... und hören Sie jetzt die Musik, ohne Gedanken oder Gefühle weg zu schieben."
In der Supervisionssitzung wurde rasch klar, warum die Patienten der Gruppe eben dies taten, was sie nicht tun sollten: Wegschieben. Es war das letzte Wort. Außerdem ist da immer das Problem der Gratwanderung zwischen Einladung, Aufforderung und Befehl.
Wie genau die *letzten Worte* Wirkung zeigen, sehen wir am Beispiel eines Brille tragenden Patienten, der bereit ist, in eine Trancearbeit mit Musik zu gehen. Wenn der Patient bereits die Augen geschlossen hat oder deren Schließung ausprobiert, stört manchen die Brille. Zumindest den Therapeuten, der alles Mögliche lernte über die Bremsung der Erfahrung mit der eigenen

Körpersensibilität durch überflüssige Außenmaterialien, die drücken, zwängen, reiben, oft nur anliegen (Jackett, enge Pullover). Ich empfehle ausdrücklich 'bequeme Kleidung' wie Jogging- oder Trainings-Anzug. Brillen zu tragen gehört zum Überflüssigen, auch wenn Patienten sich oft an ihnen festhalten.
Die letzten Worte: „Sie können die Brille auf behalten – das geht. Vielleicht probieren Sie einmal aus, ob es sich ohne Brille nicht noch besser, leichter anfühlt ...", führen meist zum Absetzen der Brille auch bei denjenigen, die sie zum anderen als zum Sehen dringend brauchen.
Insgesamt sind die Folgerungen, die M.H. Erickson aus seinem *Pacing* zog, außerordentlich konstruktive Hilfen für eine behutsame Trance-Begleitung gegenüber einem freiheitlichen Patienten, der Schritt für Schritt hauptsächlich selbst gestaltet.

„Und wenn Sie sich entschieden haben, weiter zu gehen – vielleicht mit offenen, vielleicht mit geschlossenen Augen, dem inneren Blick – dann lade ich Sie zu einer Körperwanderung ein...“

Dem Wechsel von einem Thema zum nächsten (hier: vom Thema *Augen offen oder geschlossen* zur *Körperwanderung* wird als Übergang von etwas Bisherigem zu etwas Neuem Bedeutung gegeben, indem die therapeutische Stimmführung sich vor neuen Schlüsselwörtern (*Körperwanderung*) etwas verlangsamt und besonders artikuliert zeigt, ohne prätentiöse Betonung, sondern *im Fluss bleibend.*
Insgesamt geht der Sprachduktus auf ca. 70 Betonungen in der Minute (Betonungen = dynamische Akzentsetzungen, die ggf. auch in der Frequenz höher gesprochen werden) zurück, um sich langsam an das Tempo des menschlichen Pulses im Ruhezustand (ca. 68 bis 72 pM) anzugleichen.

Hinweis: Die Annäherung bzw. Entfernung von diesem Grundschlag-Tempo (Entfernung durch beschleunigtes Sprechen) prägt immer auch die Trance-Tiefe des Patienten mit: Beschleunigender, sich hebender Duktus wirkt eher aus etwas hinausbegleitend (z.B. die Rückkehr aus der Trance), verlangsamender, abgesenkter Duktus verstärkt die Trance, die sich der Patient gestaltet.

„Dabei ist wichtig, dass Sie Ihre eigenen Schwerpunkte setzen, Ihre eigene Richtung wandern können. Auch wenn meine Stimme Sie zu einer bestimmten Reihenfolge einlädt – von Fuß bis Kopf, von Kopf bis Fuß – wenn Ihnen nach etwas ganz anderem zumute ist, als Sie mich sagen hören – tun Sie es bitte! Verändern Sie an Ihrer Körperhaltung, wo Sie mögen und was Sie mögen. Ihr Körper weiß am besten, was gut für Sie ist, bequem, komfortabel...

Fassen Sie meine Stimme als Geländer auf, an dem – oder in dessen Nähe Sie bleiben können, sich daran halten mögen – oder auch nur orientieren – wenn Sie mögen..."

Die im voran stehenden Kastenkommentar erwähnten Absichten und Zielrichtungen der therapeutischen Begleitung werden hier fortgeführt und zu einem *Kontinuum* installiert, das den Patienten durchgängig begleitet: Die Bewussthaltung des Patienten, dass er alle seine Potentiale weiter behält, seine Ressourcen selbst entwickeln und alles und jedes selbst gestalten kann. Die Begriffe *Veränderung* und *Sie können - Sie setzen - Ihr Körper weiß -*, werden ab jetzt immer wieder in Erinnerung gebracht. Die Begriffe wie *wenn Sie* ***mögen***, *bequem, komfortabel* machen, provozieren und festigen die Einstimmung und Einstellung auf etwas Angenehmes, Wohltuendes – mitten im stationären (ambulanten) Alltag, der den Patienten sonst auf sein Leiden zentriert sein lässt.
Gleichzeitig mit diesem Ziel verbindet sich dasjenige der Zurücknahme der Autorität therapeutischer Anweisungen. Formeln wie: „Ihr Körper weiß am besten...", „Nehmen Sie die Stimme (des Therapeuten) als Geländer oder als... oder... " und nur „Wenn Sie mögen...", sollen die Gefühlsebene für den Patienten stabilisieren, dass er die aktivste und wichtigste Rolle hat.
Wir steigen in Omnibusse mit unbekannterem Ziel lieber ein, wenn wir wissen, wo der Notausstieg ist. Und am sichersten ist es, den Omnibusfahrer sagen zu hören, dass man selbst Ort, Zeit und Halt und Weiterfahrt bestimmen kann.
Mit den Worten *Körperwanderung* wird der Patient auf etwas hin sensibilisiert, was die Ganzheitlichkeit seines Körpers assoziieren helfen kann und des Körpers Kompetenz, dessen eigenständiges Wissen thematisiert.
Die Veränderbarkeit durch den Patienten („Sie können ändern, wann und was Sie wollen...") ist als Botschaft an den Patienten wichtig, um diesem das Wissen um seine *Oberhoheit* zu sichern und gerade bei Herzpatienten (und anderen auf die Soma-Beschwerden ausgerichteten Klientel) die Sicherheit zu geben, ausweichen, nachgeben, vermeiden zu können, wenn sie dies bei Annäherung an die erkrankten Problemzonen ihres Körpers wünschen.
Die Formulierung von *von Fuß bis Kopf* (und umgekehrt) lässt die Assoziationskraft des Patienten bereits auf Bewegung, auf Mobilität, auf Veränderung einstimmen .
Die nachfolgenden Worte wirken im Grunde nur als Differenzierung der Wahrnehmung des Patienten auf seinen Körper und als differenzierte Lenkung der Aufmerksamkeitsrichtung derselben.
Das *Wandern* im Zusammenhang mit dem Körperwahrnehmen impliziert Langsames, Gemächliches, Ruhiges, Muße.

„Wenn Sie mögen nehmen Sie sich einmal die Zeit, mit dem inneren Auge in Richtung auf die Füße zu wandern...

Nehmen Sie sich Zeit, den Standort der Füße zu überprüfen...
Entscheiden Sie sich zunächst für einen Fuß...
Ist der jetzt bequem so? Steht er ohne Spannung auf seinem Ort, einem angenehmen Stand-Ort? Vielleicht mögen Sie noch eine Kleinigkeit ändern, eine winzige Winkeländerung vielleicht – an diesem Stand-Ort dieses Fußes... oder es ist schon gut so..?
Und nun betrachten wir den Stand-Ort des anderen Fußes. Schauen, wie gut es dieser hat. Ein bequemer Stand-Ort ist das A und O für Ausflüge, für Änderungen..,. wer einen sicheren Stand-Ort hat, besteht (durchsteht, übersteht) viel leichter..“

Wir sind mit dem Patienten zu diesem Zeitpunkt längst innerhalb der Trancegestaltung, die der Patient, begleitet von der Stimme, vornimmt. Mit der Suche nach dem besten *Standort* für die Füße hat außerdem eine systematischere Differenzierung begonnen, in die sich die meisten Patienten begeben – auch bzw. gerade weil der Therapeut immer die Möglichkeit des Verlassens der vorgeschlagenen Körperwanderungsrichtung ausdrücklich gibt.
Die Formulierung „Entscheiden Sie sich für einen Fuß!" gibt dem Patienten nach der einengenden Lenkung auf die Füße durch den Therapeuten gleich wieder neue Freiheit. Wieder wird eine Entscheidung nur durch den Patienten möglich. Die Lenkung auf den z.B. rechten Fuß würde diese atmosphärische und therapeutische Freiräumigkeit vergeben und provoziert evtl. sogar Abwehr gegen das von anderen klinischen Situationen gewohnte direktive Weitergehen.

Diese Kultur der *Entscheidungsfreiheit* erscheint bei diesen Beispielen (Brille ja - nein; rechter oder linker Fuß usw.) natürlich in einer verhältnismäßig geringfügigen Dimension. Dennoch findet mit jeder dieser Entscheidungen gleichzeitig ein Training der Entscheidungsfähigkeit statt: Der Patient lernt im Entscheiden dieser einzelnen, überschaubaren Schritte gleichzeitig Entscheidungsfähigkeit für spätere größere Zusammenhänge (Änderungen im häuslichen und/oder beruflichen Tagesablauf nach der Entlassung, Änderungen im Beziehungsnetzwerk, in dem er lebt usw.).
Die Hervorhebung des Begriffes *Stand-Ort* (buchstäbliche Bedeutung und die sonstige Bedeutung, deren Kasernen-Dramatik in diesem Zusammenhang eher komisch ankam) ist ein weiteres Beispiel für das Spiel mit einzelnen Worten. Manche Patienten berichten nach den Tranceinduktionen,

- dass ihre Neugier auf die Hintergrundbedeutung oder Mehrfachbedeutung von Wörtern während der Trance gewachsen sei,

- dass der Fluss innerer Assoziationen spielerischer geworden sei, leichter,

- dass die Verführung zum *Träumen um einzelne Wörter herum* die Aufmerksamkeit vorübergehend von der Stimme des Therapeuten ablenkte und zum *Schweifen* führte, was wiederum

- die Gesamtatmosphäre des *freien Wanderns* mit Hintergrundbegleitung stützte.

Die Wiederholung des *inneren Blickes* soll den inneren Such- und Wahrnehmungsprozess stützen helfen. Ich nutze diese Formel auch dann durchgängig, wenn Patienten sich entschlossen haben, durchgängig die Augen offen zu lassen, weil sie sich so sicherer fühlen.
Auf Patienten, die für *Augen-Blicke* die Augen hier und da öffnen, wirkt sich diese Formel als Appell, als Einladung zum erneuten „*Nach innen Gehen*" mit neuerlich geschlossenen Augen aus.

Trance-Indikatoren

Die Anzeichen dafür, dass und wie der Patient in seinem Tempo in die Trance geht und wie er weitergeht, innehält, auftaucht, zurückgeht usw. (Trance-Indikatoren) sind in der Schule der Hypnotherapie Milton H. Ericksons immer wieder zusammengefasst worden. Hier die wichtigsten Trance-Indikatoren, die den Trance-Zustand des Patienten zeigen:

- glatte und entspannte Gesichtszüge
- ausgeglichener Muskeltonus
- sparsame Bewegungen
- Schluckreflex verschwindet (Bewegungen des Adamsapfels, die am Anfang der Trance noch gesteigert erscheinen, gehen zurück)
- ideomotorische Bewegungen (Bewegungen, die von inneren Vorstellungen ausgelöst werden, dem Bewusstsein des Patienten aber nicht zugänglich sind)
- sog. perservative Bewegungen des Kopfes (kurzes *Sacken*, *Ein-Nicken* und wieder Heben)
- Vibrieren der Augenlider
- rapid-eye-movements (REM-Phase – Augenlidbewegung während der Tiefschlaf-Phase)
- unwillkürliche Bewegungen (meist in den Extremitäten)
- veränderte, flachere Atemmuster (Zwerchfellbewegungen, Atemgeräusche)
- Pupillendilitation (beobachtbar bei Patienten, die die Augen geöffnet halten bzw. beobachtbar nach dem Öffnen der Augen während der Reduktion) u.a.

Die Erfahrung einer erlebten Trance zeigt sich auch im verbalen Schildern von inneren Bildern und Gefühlen, die der Patient nach der Trance – manchmal auch während der Trance – äußert und zwar als *besonders*. Die Assoziationen und Emotionen werden als Sensation, als überraschend geschildert.

Unter Beibehaltung der bisher reflektierten Prinzipien und Formeln hier der jetzt durchgängigere weitere Induktionstext. Ich kommentiere nur noch neu oder stärker zu setzende Akzentuierungsmöglichkeiten.

„Von einem guten Standort lässt es sich gut wandern. Und wir wandern mit dem inneren Auge von unseren beiden Füßen, die es jetzt gut haben, weiter die Unterschenkel aufwärts – auf die Knie zu. Auch die sollen es gut haben, wie sie da über dem Fuß und dem Unterschenkel liegen – und die es uns zusammen mit den Fußgelenken überhaupt erst erlauben, so oft treppauf, treppab, nach oben und nach unten zu gelangen.“

So oft wie möglich können einzelne Körperteile bzw. -zonen und ihre Funktionen supportiv erwähnt, *angenähert* werden. Herz-Patienten leben sonst stark mit der ängstlichen Einstellung dem traumatisierten Körperfeld gegenüber und übertragen diese Einstellung auf den ganzen Körper. Die Erinnerung daran, was alles im und am Körper geht, funktioniert, Erfolg hat, ist eine holistische Hilfestellung.

„Vielleicht möchten Sie an der Stellung des einen – oder anderen Knies – etwas ändern? Nach innen neigen – oder nach außen? Vielleicht ist es auch gut so, wie es jetzt ist – dann wandern wir mit dem inneren Auge auf die Oberschenkel zu – und einmal besonders auf die Unterseite der Oberschenkel, auf diese dichte Fläche mit so vielen kleinen Muskelfasern, die uns tragen – wie diese aufliegen auf dem Boden unter ihnen, auf dem Stuhl. Nichts muss drücken – aufliegen, ausruhen sollten sie jetzt können.“

„Oben, unten, die Unterseite der Oberschenkel..." – ich akzentuiere diesen Wechsel gerne durch winzigste Hervorhebung inmitten des jetzt dauernd zwischen 68 und 72 liegenden Metrums des Sprachduktus, um auf wortspielerische Weise die Fluidität des inneren Blickes fördern zu helfen.

„Wenn es die Oberschenkel und ihre Muskelflächen auch auf der Unterseite gut haben – oder mögen Sie noch mal etwas umplazieren? Die Lage der Schenkel ändern? – wandern wir weiter mit dem inneren Auge auf das Gesäß zu – an das wir sonst eher zu wenig denken, obwohl es unser buchstäbliches Sitz-Fleisch ist, zusammen mit den Schenkel-Unterseiten.
Sitzt es so gut, ihr Gesäß? Verhelfen Sie ihm zu einem möglichst komfortablen Sitzen...“

„Wenn Sie mögen und mir noch zuhören sollten – vielleicht gehen Sie auch schon ganz andere, eigene Wege und das ist gut so – dann wandern wir mit dem inneren Blick vom Gesäß auf den Beckengürtel zu. Dieser wichtige, weiche, große Bereich, der unsere inneren Organe umschließt – von denen immer gerade einige Organe treu und zuverlässig gerade für uns arbeiten – während wir uns eine gute Zeit machen können.
Unsere inneren Organe, umschlossen von dem Beckengürtel, verarbeiten gerade unsere letzte Nahrung – oder bereiten sich und uns für die nächste vor.“

„Ist es gut so für den Beckengürtel? Wie ist der Sitzwinkel zwischen Schenkeln und Beckengürtel für Sie? Möchten Sie etwas ändern – oder ist es bequem so?
Wir wandern dann mit dem inneren Auge auf die Rückenseite zu und beginnen bei der Wirbelsäule mit dem Steiß als Ausgangsort für unsere weitere Wanderung.
Wandern wir – ganz langsam – unsere Wirbelsäule aufwärts, Knochen für Knochen... Denken wir einmal daran, was unsere Wirbelsäure buchstäblich für eine wichtige Säule unseres Körpers ist – aus lauter Wirbelknochen – und was diese alles hält und trägt und wie kunstvoll sie das schon so lange Zeit tut.
Und wir wandern hinauf bis zum Schultergürtel.
Dieses große Knochengerüst – von unserer Wirbelsäule abgehend – findet sich in vielen Gedichten fast aller Sprachen und Zeiten:
Auf unseren Schultern liegt Verantwortung, lastet oft etwas, nur zu selten ruht etwas darauf...
Erlauben Sie jetzt gerade diesen Schultern einmal eine gute Zeit. Vielleicht mögen Sie die eine oder andere Schulter anheben – und wieder sinken –, um ihr dann einmal zu erlauben, sich ganz fallen zu lassen – wo sie sonst nur zu oft aufgefordert wird, hochgezogen zu sein, unsere Haltung zu bewahren, uns Haltung zu geben...
Heben – senken – und dann lassen.“

Ich formulierte diesen 'Schultertext' einmal ausführlicher als Beispiel dafür, wie Patienten nicht nur mit dem Reflex der jeweils angesprochenen Körperteile zeigen, dass der Kontakt zur induzierenden Stimme besteht, sondern wie sehr auch die innere Phantasie und Erinnerungskraft mitgehen, wenn diese oder jene besonders symbolbesetzten Körperteile thematisiert werden: Bei den Akzentuierungen bestimmter Formeln unserer Sprache (auf Schultern *ruhe* oder *laste* etwas, *Haltung bewahren* usw.) nickt der Patient oft, lächelt in seiner Trance eben bei dem Begriff, der ihm in seiner Befindlichkeit und Biographie besonders viel sagt.

Ich merke mir diese Reaktionen und nutze sie oft genug im späteren therapeutischen Gespräch als Einstiegsassoziation besonders aktueller Art („Sie nickten vorhin in der Entspannungsarbeit bei dem Satz: *Unsere Schultern müssen oft genug Haltung bewahren, wo wir uns eigentlich ganz anders fühlen.* Erinnerten Sie sich da vielleicht an etwas Bestimmtes?“) Wir sind dann oft genug schneller in aktuell erinnerten Problemsituationen des Berufs, der Familie mit dem Thema Überlastung oder mühsamer Aufrechterhaltung von vermuteten Fremdbildern und damit bei Themen, die Änderungshilfen für das neue Lebenskonzept bedeuten können, in die alle Herzpatienten hineingehen müssen.
Sehr geeignet für das Aufgreifen solcher körper-sprachlichen - überwiegend mimischen - Botschaften als auffällig emotionale Antwort auf die angebotenen *Körperteil-Reflexionen* im späteren Gespräch, sind die später folgenden Abschnitte *Kopf* und *Atmung.*

„Wenn Sie mögen, wandern wir jetzt vom Schultergürtel – einen Arm entlang. Vielleicht entscheiden Sie sich jetzt einmal für einen Arm – und wandern mit dem inneren Auge den Oberarm entlang auf den Ellenbogen zu – schauen einmal, ob der Oberarm es so bequem hat, wie er da an uns anliegt, auf den Ellenbogen zugehend.
Der Ellenbogen ist ein Übergangsgelenk – Übergang zum Unterarm. Auch bei dem schauen wir, wie bequem der liegt, aufliegt... oder gibt es vielleicht etwas zu ändern an seiner Lage?
Dann wandern wir vom Unterarm zum Handgelenk und weiter über den Handteller zu den vielen Gelenken der Finger.“

„Alle diese Gelenke sind Übergänge – von etwas zu etwas hin. So wie auch wir selbst gerade mit dieser kleinen guten Zeit von etwas zu etwas hin leben.“

4.5 Vom Gelenk als Übergang zu anderen Übergängen *oder* „Tangierungsbegriffe“

Hier nutze ich die Assoziationskraft des *Übergangs* anlässlich der Körperwanderung, um über Analogieschaffung z.B. auch einzubeziehen:

- die Therapiestunde jetzt als Übergang zwischen dem Frühstück im Speisesaal vorhin und der Chef-Visite (bzw. der Besuch der Lebens-Partnerin, des Kollegen aus der Firma) nachher (Bewussthaltung der Zeit im Hier und Jetzt und ihrem Tages- Kontext),

- die Rehabilitationszeit als Übergangszeit zwischen stationärer Intensivbehandlung zeitlich hinter und der bald anstehenden Entlassung zeitlich vor dem Patienten (Bewussthaltung im mittelfristigen Zeitdenken),

- die jetzige Zeit als Übergang zwischen dem bisherigen Berufsalltag, von dem es sich bei Schwersterkrankungen zu verabschieden gilt, und dem nahenden (Zwangs-)Ruhestand, der ebenso unvermeidlich wie oft durch die zumeist schon stationär stattfindenden Besuche der Rentenberater der Krankenkassen verdrängtes Thema ist.

- die jetzige Zeit als Übergang zwischen *häuslicher Präsenz-Elternschaft* (die Kinder sind noch zu Hause) und der *häuslichen Leere*, die bald nach der Entlassung durch den Wegzug des Jüngsten in die Ausbildung/eigene Partnerschaft ansteht.

- die jetzige Zeit als Übergang zwischen lange Zeit zu wenig beachteter, verkümmerter Lebens-partnerschaft/Intimbeziehung und der durch die Deprivatisierung des Klinikaufenthaltes bewusst gewordenen Sehnsuchtsdimension/Wieder-Annäherung (oder auch Wunschdimension nach endgültiger Trennung) u.a.

Die jeweils persönliche Problemthematik benenne ich während dieser Sentenz mit dem Thema *Übergänge* bei entsprechend zugänglichen Patienten durchaus an die Realität angebunden, wenn auch nur mit einzelnen *Tangierungsbegriffen.*

Bsp.: „Alle diese Gelenke (bzw. das jeweilig benannte) sind Übergänge von etwas – zu etwas – so wie auch Sie mit Bettina gerade in einem Übergang sind" (Bettina ist die in eine Wohngemeinschaft ziehende jüngste Tochter, von der dem Patienten die Ablösung besonders schwer fällt).

Ich nutze solche Tangierungsbegriffe nur bei Problemthemen, die ohnehin einen latenten, langen Prozessverlauf aufzeigen und den Patienten auch nach seiner eigenen Aussage in der Anamnese überallhin begleiten: In die Entspannungsarbeit, in jedes Gespräch mit der Nachtschwester, in die Nachtträume.
Analog der Formel „Benennung einer (z.B. akustischen) Störung = Integration derselben = Abminderung/ Verschwinden des Störungscharakters" habe ich diese Benennung von Problemthemen latenter Art in der Trance-Begleitung des Patienten ebenfalls nahezu durchgängig als *trance-erleichternd* erlebt: Der Patient durfte quasi sein Problemthema mit in die *gute Zeit* nehmen, die ja auch nur so gut sein sollte, wie eben jetzt möglich.
Die Thematisierung und Bearbeitung der Problemthemen im anschließenden Gespräch gelang nach meinen Erfahrungswerten umso effektiver i.S. einer Kurzzeittherapie (wie sie nun mal jede Therapie in einer 6-Wochen-Rehabilitation ist), je fluider dieses Thema bereits in der Trance buchstäblich durch einen Tangierungsbegriff 'anklang' (Bettina, Ihr Vorgesetzter, Ihre Frau Ursula usw. – je nach Problemrichtung).

4.5.1 Einstimmungshilfe für das 'vertraute Problem'

Vordergründig erscheint es contraindiziert, während einer „guten, angenehmen, komfortablen Zeit" Problemfelder zu thematisieren, überhaupt zu erwähnen, sozusagen *doublebind* als Therapieschritt. Die Klientel Herzpatienten erscheint mir jedoch auch ein besonders typisches Beispiel für andere aktuell ebenso schwer wie dramatisch, d.h. plötzlich erkrankte Menschen zu sein, die umso mehr Entspannungsangebote, Einladungen in therapeutisch gelenkte oder eigen gestaltete Erholungsphasen von der Krankheit anzunehmen bereit sind, wenn diese eben diese ihre Krankheit thematisieren, ernst nehmen, integrieren.
Ich stimme Patienten auf dieses scheinbare Paradoxon auch verbal dadurch ein, dass ich erinnere, wie akustische Störungen von außen oder innen (vom Presslufthammer vor der Klinik bis zu dem eigenen Erkältungsschniefen) besser verarbeitet werden, störungsfreier werden, indem wir sie benennen. Was im Umgang mit solchen mikrokosmischen Störungen im Verlauf einer Musikrezeption (z.B.) trainiert wird, kommt dem Umgang mit dem scheinbar alles beherrschenden Makrokosmos Herzkrankheit (Krebs, Aids) zugute: Die Erfahrung, dass die Inte4gration des Belastenden, benannt im Rahmen einer möglichst wohltuenden Zeit, eine Umformung erhält, eine Störungsabschwächung, eine positive Vertrautheit mit dem Befürchteten.

Umgekehrt sind scharfe Trennungen zwischen der aktuellen Erkrankung, der heutigen Befindlichkeit, der latenten Problemlage einerseits und der Einladung in Entspannung, also Wohltuendes für den Patienten andererseits, oft eine Einladung, sich und sein Leiden verdrängen zu sollen, nicht ernst zu nehmen – und es bildet sich Widerstand aus.

Die behutsame Benennung des Befürchteten, Belastenden in einer trance-orientierten Entspannungsphase bedeutet für das Unbewusste des Patienten:

- die Verbindung der Erkrankung mit deren Umgangshilfen
- die Abschwächung der Befürchtungsphantasien
- die Verstärkung des Ressourcen-Charakters der Entspannungsarbeit.

„Und von der Hand wandern wir weiter auf die Fingergelenke zu – diese vielen kleineren Übergänge – bis hin zu unseren Fingerspitzen. Wie fühlt es sich in den Fingerspitzen an? Unser Fingerspitzengefühl? So oft wird es von uns verlangt, erwartet – das Fingerspitzengefühl. Meist anderen gegenüber, die mit Ihrem Fingerspitzengefühl behandelt sein wollen.
Dies ist jetzt eine Zeit, in der Sie sich eben dieses Fingerspitzengefühl einmal selbst widmen, sich selbst mit Ihrem Fingerspitzengefühl behandeln.
Wenn die Fingerspitzen es jetzt auch gut haben, alles dort bequem ist – von den Fingerspitzen bis hinauf in die eine Schulter – oder wollen Sie etwas ändern an deren Lage, an Ihrer Sitzhaltung? – dann wandern wir jetzt mit dem inneren Blick hinüber auf die andere Seite des Schultergürtels, auf die andere Schulter zu...
Und wandern dort den Oberarm entlang, schauen nach dem Ellenbogen, seinem Übergang zum Unterarm – die Hand – die Fingergelenke – die Übergänge bis dorthin zu dem Fingerspitzengefühl...“

Bei allen Wiederholungszonen bei einer Körperwanderung (der eine, der andere Fuß - das eine, das andere Knie - Oberschenkel, Schultergürtel, Arm) bleibe ich im selben Tempo wie beim ersten Erwähnen der jeweiligen Körperzonen: Entweder zeigt sich in den Trance-Indikatoren, dass die erste Phase bereits Sensibilisierung auf die jeweilige Körperzone ergab, oder der Patient war eben noch auf seinem eigenen Weg und fädelt sich jetzt erst wieder ein. Für beide Möglichkeiten bevorzuge ich ein gleich bleibendes Metrum der Stimme und die Hervorhebung der Schlüsselbegriffe, Analogie- und Assoziationsbrückenbegriffe nur durch verlangsamte Formulierung innerhalb des Metrums. Dem musikalischen Phänomen folgend, dass wir innerhalb eines Metrums unbegrenzt unterschiedliche rhythmische Akzente setzen können.

„Wenn es Ihnen so bequem ist – und Sie derzeit nichts verändern möchten – dann gehen wir mit dem inneren Auge auf den Hals zu – wandern einmal die Halswirbelsäulen-Knochen aufwärts in Richtung auf den Kopf zu.
Wir widmen uns dem Hals, was wir sonst viel zu wenig tun, obwohl er unseren Kopf trägt mit seinem großen Gewicht. Und alles, was in unserem Kopf geschieht von diesem Hals weitergeleitet wird...
Schauen wir, ob unser Hals es gut hat – oder ob er noch eine kleine Drehung, einen Schwenk braucht, ein kleines Nicken...
Wenn der Hals eine gute, eine komfortable Position hat – dann kann er auch unseren Kopf tragen...“

Ein Mediziner, der einmal Patient bei uns war und die Musiktherapie aufsuchte, berichtete nach der Trancearbeit, dass ihm an dieser Stelle das Bild von kurzen und langen Hälsen eingefallen sei und Säugetiere unabhängig von der Halslänge dieselbe Anzahl von Wirbelsäulenknochen haben. Eine Giraffe habe nun mal ebenso viel oder wenig wie er, der Mensch. Zunächst übernahm ich bei dem nächsten Setting mit diesem Patienten dieses Bild von der "halsverwandten Giraffe", was ihm jenes Vergnügen zu bereiten schien, das bei geeigneten Patienten öfter einsetzt bei entsprechenden Bild-, Assoziations- oder Wortspielen, ohne dass die Trance und die Körperwanderung unterbrochen werden musste. Nach diesem Patienten nutzte ich den Ausflug zum Giraffenhals sehr oft auch bei anderen Patienten mit ähnlicher entlastender Wirkung – gerade, weil die anschließende Arbeit mit dem Kopf sonst wieder zu verkopft und möglicherweise ausschließlich problemorientiert wirkt.

Anm.: Der nachfolgende Abschnitt – wenngleich hier unter dem Grundschritt I gefasst aufgrund der Phasenfolge dieser Körperwanderung – ist im Blick auf die Begleitungsrichtung bereits Bestandteil vom III. Grundschritt (Umgang mit Gefühlen, Bildern, Gedanken...). Aus Kontinuitätsgründen begnüge ich mich hier mit diesem Quervermerk.

Forts.:

I. Sensibilisierung auf den Körperkomfort hin:
(ab jetzt mit hinführenden Brücken-Komponenten zu III.)

„Dieser Kopf – durch den alles geht, was uns in unsere Vergangenheit bringt – oder in die Zukunft – und vielleicht auch jetzt in diese Gegenwart einer kleinen guten Zeit...
Mit all dem, was gerade in diesem unserem Kopf ist an Gedanken und Gefühlen – auf unsere Vergangenheit bezogen – oder auf unsere Zukunft – machen wir es ihm jetzt in dieser Gegenwart so bequem wie möglich.
Immer geht etwas durch unseren Kopf – an Gedanken, an Gefühlen, Liegengelassenes, Geplantes...
Erlauben wir unserem Kopf einfach weiter, alles das zu fühlen und zu denken, was er ohnehin denken und fühlen würde – erlauben. Nichts weg haben wollen oder aufschieben wollen – lassen wir den Kopf tun, was er gerade tut mit seinen Bildern und Gefühlen...“

Je nach der „Problem-Zeit-Richtung" – ob der Patient mit seinen im Vorgespräch möglicherweise geäußerten Problemen in der Vergangenheit hadernd klebt oder auf Zukunftssorgen fixiert ist – akzentuiere ich das eine oder andere und integriere vereinzelt *Tangierungsbegriffe* (s.o.) auf den Problemfeldern, um mich auf diese im Gespräch nach der Trance beziehen zu können. Immer unter der Voraussetzung, dass der Patient durch vorherige Settings erfahren genug ist, Problematisierungen innerhalb der Trance nicht mehr als Störung zu behandeln, sondern sie zu integrieren.
Siehe nochmals oben unter: *Tangierungsbegriffe*.

II. Sensibilisierung auf die Atmung hin:
sowie Brücken-Komponenten von III. (Umgang mit Gefühlen, Bildern, Gedanken)

„Wandern wir weiter mit unserem inneren Auge – auf unsere Atmung zu... Nur einmal schauen – und diesmal gar nichts ändern müssen – wie diese unsere Atmung jetzt gerade fließt –
Spüren wir dem Ausatmen – und dem Einatmen – einmal nach. Unsere Atmung atmet immer – und versorgt uns verlässlich – nichts brauchen wir an ihr zu ändern. Vielleicht spüren Sie das Auf und Ab des Zwerchfells – das Heben beim Einatmen – und Senken beim Ausatmen –
Und vielleicht entdecken Sie auch die Zeit dazwischen – zwischen dem Ausatmen – und dem Einatmen.. eine kleine Zeit nur, aber sie ist immer da.“

Der Bereich der Atmungsbegleitung ist derjenige, bei dem ich präzises *Pacing* als besonders wesentlich ansehe: Sprechduktus und -dynamik sollten sich so präzise wie möglich am gegenwärtigen

Atmungstempo des Patienten orientieren (*Abholen*) und erst im Zeitablauf – etwa bei unruhigem, zäsiertem Atmen – sollte ein behutsames Beeinflussen der Atmung des Patienten durch die Steuerung der Therapeuten-Stimme einsetzen (beim '*Rolling' in die Trance* mit verlangsamendem, trophotropem Appell, bei der Re-Orientierung und im Rolling Back mit leicht beschleunigendem, ergotropem Appell).
Bei stärkerer Emotionalisierung des Patienten während der Trance (etwa durch Assoziationen, die beim Thema 'Durch den Kopf gehen' entstehen oder durch meine Nennung von Tangierungsbegriffen) erinnere ich die Möglichkeiten für den Patienten, *heraus zu gehen* und in das Gespräch zurück (etwa durch Öffnen der Augen und *einmal durchatmen* –) oder in der Körperwanderung zu bleiben. Erfahrenere Patienten wandern meist weiter – mitsamt dem inneren Gepäck.
Beim Thema Atmung gehe ich oft auf die Schnittfläche zwischen Information und Assoziation:

„Seit allen uns bekannten frühen Kulturen bis heute, wird unserem Atmen – unserem Atmungsfluss – unseren Atmungszeiten – eine tiefere Bedeutung zugemessen:
Die Zeit des Ausatmens ist eine, in der wir etwas von Innen nach Außen lassen – Loslassen - in einem viel umfassenderen Bedeutungsrahmen Loslassen lernen, üben, können - wenn wir bewusst Atmen...
Die Zeit des Einatmens ist eine, in der wir etwas von Außen nach Innen holen, Sauerstoff – und ein Stück Außenwelt in uns hinein lassen. Diese Zeit des Einatmens steht für Zulassen...
Dann diese kleine Zeit dazwischen, zwischen Aus- und Einatmen, zwischen Los- und Zulassen. Es ist die Zeit, die wir als Innehalten sehen können.
So wie auch diese Zeit, die wir uns jetzt erlauben mit der Entspannung und der Körperwanderung und dem Hören auf den Körper und die Musik – eine Zeit des Innehaltens ist. So wie manche Patienten auch Krankheitszeiten überhaupt als Zeiten auffassen lernen können, in denen Innehalten angesagt ist. Wo der Körper durch die Krankheit das Signal gibt: Innehalten.
Das Besondere an unserem Atem ist: Er fließt immer – solange wir leben und wir brauchen in einer solchen Zeit wie jetzt nichts an ihm zu ändern – er fließt allein und so bequem für Sie, wie Sie es ihm erlauben...
Unser ganzes Leben ist mit diesem unserem Atmen verbunden – und das ganze Leben über stellen sich immer nur diese drei Aufgaben: Zulassen, was von Außen kommt. Loslassen, was von Innen kommt.

Und Innehalten.

Atmung ist ebenso individuell wie Persönlichkeit. So braucht es auch eine Zeit, um den eigenen, gesunden Wechsel von Ausatmen und Einatmen, von Loslassen und Zulassen zu finden. Das Innehalten ist solch eine Zeit, wo wir uns einmal nachspüren können...“

Je nach Anamnese und dem aktuellen Vorgespräch zu Beginn der Therapie-Sitzung (Befindlichkeitsbild) benenne ich die persönliche vordergründige Aufgaben- oder Problemstellung mit Tangierungsbegriffen, die zwischen den beiden bei Herzpatienten vertrauten Extremen angesiedelt ist: Abgrenzungsprobleme gegenüber dem sozialen Umfeld und/oder Abgrenzungsprobleme gegenüber sich verselbständigenden inneren Angstphantasien.
Die zuvor von Patienten genannten Aufgaben- und Problemstellungen sind deshalb vordergründig. Und ich belasse sie auch für die Trance in diesem Vordergrund, weil für die Hintergrundarbeit an den Problemen (Fragen der Persönlichkeitsstruktur und ihrer Dynamik) die Zeit nach einer musiktherapeutischen Entspannungsarbeit, aufgrund des zwischenzeitlichen 'Weicherwerdens' in der Körperwanderung und die anschließende Formung und manchmal Umformung des Problemmaterials durch das Medium Musik, geeigneter ist.

III. Sensibilisierung auf den Umgang mit Gefühlen, Bildern, Gedanken:

„Lassen Sie die Gefühle, die vielleicht kommen --- kommen wie die Töne kommen --- und gehen --- dasselbe machen Sie mit Bildern, die vielleicht auftauchen: Kommenlassen und Gehenlassen und auch Gedanken - --- nichts vermeiden wollen, wegdrücken, sondern kommenlassen und gehenlassen – wie die Töne Ihrer Musik“.

IV. Sensibilisierung der auditiven Wahrnehmung auf die Musik hin:

***„Wenn Ihnen der Fluss Ihres Atmens jetzt vertraut ist, für Sie stimmig ist – dann wandern wir mit unserem inneren Auge auf das Ohr zu – und sammeln mit ihm, was wir jetzt gerade hören...
Vielleicht gibt es vertraute oder neue Geräusche von weiter her – oder in unserem Raum hier, in dem wir sitzen – vielleicht Geräusche aus Ihrem Körperinneren, wo ja immer irgendwelche inneren Organe gerade fleißig arbeiten für uns...***

Und zu all dem, was Sie hören, von außen und von innen, nehmen wir jetzt die Töne der Musik mit hinein und lassen sie auf uns wirken, indem wir die Töne und Klänge der Musik kommen – und auch wieder gehen lassen...“
„Vielleicht kommen mit der Musik auch innere Bilder – oder Gedanken - oder Gefühle – erlauben wir all dem, zu kommen und zu gehen – oder ruhig zu verweilen, ihm nachzuspüren – wie der Musik jetzt...
Und auch während der Musik gilt: Immer, wenn wir etwas ändern wollen, an uns, in uns – dann können wir das tun.“

Hier schließt jetzt die Musikrezeptionsphase des Patienten an: Der Therapeut bedient die Wiedergabeanlage bzw. spielt bzw. improvisiert Musik mit einer Dauer zwischen min. 3 und max. 8 Minuten.
Hier für die Praxissituation nochmals zusammengefasst die äußeren Rahmenbedingungen für eine *gesicherte Musikrezeption*:

1) Der Raum für Musikrezeptionen muss ebenso akustisch gesichert sein, wie ein Musiktherapie-Raum für die Improvisationsmusik. Während im letzten Fall die Umgebung vor dem freien musikalischen Ausdruck einer Therapie-Gruppe geschützt sein muss, so muss auch für die Musikrezeption die Umgebungseinwirkung zugunsten des Hörens aussparbar sein.
Innerhalb des Raums auf 'sanfte' Beleuchtung von außen (wandernde Sonnenwinkel) achten bzw. auf indirekte elektrische Beleuchtung.

2) Lassen Sie weniger meditations- und zentrierungserfahrene Patienten im Sitzen auf ergonomisch geeigneten (nicht zu weichen) Stühlen beginnen, ggf. erst später in Liegestühlen oder im Liegen in die Trance gehen.
Ausnahme: Begleitungen von Patienten *am Bett* im stationären Kontext.

3) Probieren Sie aus der therapeutischen Begleitungsrolle immer die Wiedergabeanlage vorher aus und überprüfen Sie, dass die Musik mit dem Beginn der gewünschten anfängt (Track auf CD einstellen bzw. Pause auf der Kassette).

4) Positionieren Sie in der Begleitungsrolle ihren Sitzplatz so, dass Sie die Anlage bequem und ohne viele Nebengeräusche bedienen können.

5) Stellen Sie die Lautsprecher grundsätzlich für den Beginn leise und lassen das Musikstück langsam crescendieren - per Hand oder Fernbedienung.
Wichtig als Konzentrierungshilfe für den Patienten: 'Aus der Stille heraus' die Musik einspielen.

Die genannte Zeitrahmensetzung von min. 3 - max.10 Minuten orientiert sich:

- an den inter-subjektiven Erfahrungswerten der Patienten in diesem und ähnlichen klinischen Projekten, welche Zeitdauern mit gehörter Musik von den Patienten als supportiv empfunden wurden („bitte nicht kürzer" und „bitte nicht länger")

- an Beobachtungswerten der Therapeuten, welche Zeit minimal nötig ist, um den Muskeltonus zur Musik absenken zu können und welche Zeit nicht überschritten werden sollte, um den Tonus nicht zu sehr absinken zu lassen.

Zur Auswahl der bei Herzpatienten ausschließlich trophotropen Musik (beruhigend wirkende Musik i.S. der Absicht des Therapeuten und der Erwartungshaltung des Patienten) von CD oder Kassette für die musikalische Rezeptionsphase des Patienten, sei verwiesen auf den Anamnese- und Patientenfragebogen im Anhang.
Vor dem Hintergrund der Antworten des Patienten auf diesen entsteht die Auswahl der Musikstücke.

Ebenfalls in diesem Fragebogen finden sich Anregungen des Patienten in dessen Antworten, die zum Konzept zur Vorbereitung und Gestaltung der vom Patienten gewünschten Improvisationsmusik führen können, gespielt durch den Therapeuten oder Mitpatienten (s. Kap.: Zur Verbindung von Musikrezeption und Improviosationsmusik innerhalb der MTE).

V. Re-Induktion in das Hier und Jetzt:

„Wenn Sie jetzt wieder meine Stimme hören – nehmen Sie sich die Zeit, die für Sie angenehm ist zum Zurückkommen... Gehen Sie die Schritte, die jetzt angenehm sind für Sie...
Vielleicht atmen Sie einmal tiefer durch... und recken sich und strecken sich...

Vielleicht mögen Sie auch noch ein wenig verweilen dort, wo Sie gerade mit Ihrem inneren Blick sind..., wie beim Aufwachen an einem freien Tag, an dem wir dem einen oder anderen Bild oder Gedanken nachsinnen... oder vorsinnen...
Vielleicht sind Sie auch schon auf dem Rückweg... - und mögen sich vielleicht einmal vorstellen, wie Sie da so sitzen..., in diesem Raum..., mit seinen Möbeln, Gegenständen, die Sie gleich wiedersehen werden – so wie auch mich...
Recken wir uns einmal zusammen – blinzeln uns dem Licht entgegen – und strecken uns – und tun alles, das, was wir in einem Doppelzimmer oder gar im Speisesaal nicht tun: Gähnen, Dehnen..., die Augen öffnen... Wie morgens, wenn eine neue Zeit beginnt. Immer beginnt gerade eine neue Zeit...“

Die vorstehende Hilfe zur Re-Orientierung (die ich wegen der Beibehaltung der Induktionstechnik als Re-Induktion bezeichne) in die äußere Realität nach der Wanderung mit der inneren Realität ist – wie immer – an der Zeit zu orientieren, die der Patient braucht.
Einerseits gehe ich in der Einzelmusiktherapie durchaus mehrfach nach vorne – und wieder mal zurück, wenn einem ersten Recken ein neuerliches Innehalten folgt oder dem ersten Blinzeln wieder das Schließen der Augen.
Andererseits steuere ich durch die Wiederholung und Akzentuierung der Möglichkeiten auch das Tempo und kann so Hilfen für jene anzubieten versuchen, die 'längere Rückwege' brauchen. Last but not least: Das Setting ist zeitlich für jeden begrenzt, und insofern ist das völlige Orientieren am Bedürfnis und an der Befindlichkeit des Gegenübers relativ.
Über diese *Relativität der Freiheit* in Raum und Zeit des Settings spreche ich meist vor den ersten Trance-Induktionen, manchmal auch während der Trance des Patienten, um die Mitverantwortung für Zeit und Raum bewusst zu halten und meine Einladungen in eine per se *begrenzte Freiheit* ebenfalls als relativ verstanden zu wissen.

VI. Reflexion des Erlebten:

Die Einladung zur Verbalisierung des Erlebten ist fester Bestandteil des Konzepts der MTE. Entsprechend richte ich auch die Zeitgestaltung aus, die etwa in einer 45 Minuten-Zeit pro Einzelsetting die Hälfte für die Reflexion ausmacht.
Reflexion – das gedankliche *re-flectere* (= zurück beugen) zu dem eben Gewesenen – geschieht in der ersten und anfänglichen Sitzungen durch 'ungerichtete Flächenfragen', mit denen ich Frage-

formulierungen meine, die dem Befragten die Entscheidungsfreiheit überlassen, wo und was und wie er antworten will. Den Stil der 'offenen Möglichkeit' (das Einstreuen von „vielleicht", „wenn Sie mögen" i.S. Erickson'scher Stilistik) behalte ich hier bei („Mögen Sie ein wenig erzählen, wie es Ihnen erging in der Zeit eben...?"; „Lassen sich vielleicht Worte finden für das, was Ihnen wichtig wurde in der Zeit eben?"; „Vielleicht mögen Sie mir etwas von dem mitteilen, was Sie erlebten...?").
Manchmal schimmert durch die ersten verbalen Beschreibungen bereits eine runde Zufriedenheit, Dankbarkeit der eigenen Ressource gegenüber und Erstaunen über die *Qualität des kleinen Urlaubs* hindurch, dass ich es bei dieser Reflexion i.S. einfachen verbalen *Sharings* belasse und vorher im Gespräch mit dem Patienten angesprochene Problemfelder (Angst vor der nachmittäglichen Untersuchung, Angst vor dem Besuch der Angehörigen, Angst vor der Rentenbesprechung) stehen lasse. Der Umgang mit manchem Problem besteht dann darin, mit dem Patienten das Problemfeld zu umgehen – auf dem Wege der Körperwanderung und Musikrezeption innerhalb der MTE.

Bei den über die Beschreibung des Erlebten hinaus nun möglichen weiteren gesprächstherapeutischen Schritten, folge ich prinzipiell der Öffnungs- und Problematisierungsbereitschaft des Patienten:

- Aufgreifen, ggf . problematisieren von Assoziationsmaterial und den damit verbundenen Emotionen, Such- und Findungsprozesse der damit verbundenen Problemfelder im aktuellen Lebenskonzept,

- ggf. Bewusstmachung/Thematisierung von auffälligen, 'trächtigen' Körperreaktionen, wie Kopfschütteln an der oder jener Stelle der Körperwanderung, längere Reflex-Reaktionsketten (Aufspüren von unbewussten Verspannungen), heftigeres oder zäsiertes Atmen, Verkrampfungen der Extremitäten, unterdrücktes Weinen, Tränen – jeweils durch den Patienten erinnerbar durch die vom Therapeuten erinnerbare Zeit- und Körperlozierung des Ereignisses,

- evtl. Bildung von 'Brücken-Assoziationen' zwischen Anmerkungen, die der Patient in der Reflexion nach der Trance/Musikrezeption machte, zu den geeigneten, sich anbietenden bewusstseinsfördernden Anmerkungen des Patienten aus den Vorgesprächen dieser oder einer anderen Sitzung („Sie erinnerten eben während der Musik das Bild Ihres Gartens damals in Hameln – mit den Familienmahlzeiten draußen, als die Kinder noch klein waren – hat dieser Garten etwas mit Ihrem Wunschplan zu tun, sich jetzt um Hamburg herum ein neues Grundstück suchen zu wollen?" Oder: „In der Musik kam Ihnen das Bild von der Stranddüne, in der Sie alle Viere von sich streckten – sehen Sie heute, in Ihrem Leben jetzt auch solche Möglichkeiten? Sozusagen kleine Stranddünen-Chancen im Alltag?").

Die Beispiele mit dem Garten oder der Stranddüne weisen bereits auf ein Kapitel therapeutischer Gesprächsführung hin, das in der Reflexionsphase nach der Musikrezeption oder der Improvisationsmusik für und/oder mit dem Patienten eine zentrale Schlüsselrolle besonders dann einnehmen kann, wenn die Probleme im Lebenskonzept versteckt, verdeckt, verdrängt sind und sich eher in der Mittelbarkeit von Symbolen äußern.
Gesprächshilfen, die diese Rolle der Symbolwerte in den Äußerungen des Patienten heraus schälen und einer weiteren verbalen Bearbeitung zugänglich machen helfen können, nenne ich Anbindungsfragen. Es sind alle die Fragen, welche die Bilder und Gefühlserinnerungen des Patienten möglichst direkt an sein gegenwärtiges Lebenskonzept *anbinden* – ein Lebenskonzept, dessen bisher kränkende und krank machende Teile vom Patienten bereits in der Rehabilitation begriffen und in konstruktive Änderungen für ein 'gesünderes Leben mit der Krankheit' verwandelt werden sollen.

VII. Rolling Back:

In früheren Arbeiten und im Rahmen der ENERGON-Reihe „Musik und Gesundheit" habe ich analog dem *Rolling In*, das in manchen in USA angewandten Therapieverfahren die Funktion eines W*arming Up*, also einer Gestaltung des Beginns in jedem therapeutischen oder pädagogischen Begegnen hat, ein *Rolling Back* installiert i.S. der hier in der MTE beschrieben *Re-Induktion* (i.S. *Re-Orientierung*) aus der Trance und trance-ähnlichen Zuständen, zu dem jedes Musikhören jeden Menschen führen kann.

Aus der Arbeit mit Erickson'scher Hypnotherapie sowie der folgenden Entwicklung der MTE heraus, stand ich vor der Aufgabe, die zweimalige Rückbegleitung des Patienten terminologisch zu differenzieren. Einmal geht es darum, den Patienten aus der Realität seiner Trance und seiner in dieser gemachten inneren Erfahrungen in die Realität von Raum und Zeit des Settings, ggf. in die Realität der ihn umgebenden Therapie-Gruppe (s. MTE in Einzelsetting und Gruppensetting), zurück zu begleiten.
Zum anderen geht es am Ende des Settings, in dem nach der MTE meist eine wie auch immer getimte gesprächstherapeutische Phase folgt, darum, den Patienten auf das Ende des Settings und den vor der Tür wartenden Stationsalltag oder im ambulanten Fall den Weg zum Arbeitsplatz oder nach Hause vorzubereiten. Im ambulanten Behandlungsbereich ist das der Bus, die U-Bahn, der PKW, die als Übergangsvehikel die Rückkehr in die Familie, an den Arbeitsplatz, die Wohnung ermöglichen sollen.
Rolling Back ist für mich inzwischen jene unerlässliche Zeitphase, die den Übergang aus dem Setting vorbereiten hilft – wie das *Rolling In* in den Übergang in das Setting.

Als *5-Minuten-vor-12-Phänomene* lernte ich in den Therapien ohne *Rolling Back* die konstruktive Seite des Zeitdrucks kennen, unter die der Patient gerät, der bis kurz vor Ende der strikt einzuhaltenden Therapiezeit eben erst unter dem Zeitdruck zum Ausdruck seiner eigentlichen Problemzusammenhang oder einer aktuellen Angstbesetzung findet.
„Ach – wir haben ja nicht mehr viel Zeit – aber was ich noch sagen wollte..." - und es folgt meist eben der Problemeinstieg, jener zurückgehaltene Grund eigener Therapiebedürftigkeit, auf den der Therapeut seit einer oder gar mehreren Settings wartete, weil der Patient seinen Widerstand durch Wohlverhalten, durch Anpassung, durch ständiges „Sie tun mir ja so gut, Herr Professor!" ausprägte. Auch dramatische Auswirkungen während des Therapieverlaufs auf das soziale Umfeld werden manchmal in der Therapie zurückgehalten und bahnen sich erst kurz vor Schluss denjenigen Zeitraum, mit dem die allerletzte Zeitchance vertan wäre. Vorausgesetzt, der Therapeut handhabt seine Setting-Zeiten verlässlich streng genau und ohne Ausnahme.
So erinnere ich eine Patientin, mit der ich länger schon an ihrer Durchsetzungsfähigkeit gegenüber einem jahrzehntelang erlittenen Ehepartner arbeitete, die während des Settings, während der Musikrezeption, im anschließenden Gespräch mit aufgeregterer Stimme sprach, Atmungs-unregelmäßigkeiten zeigte, Tränen zurückzuhalten schien – aber auf keine Spiegelung von mir hin sich öffnete. Erst beim „Auf Wiedersehen! Bis zur nächsten Stunde" von mir brach es aus ihr heraus, dass sie gestern Abend ihren Mann angerufen und ihn vor ein Ultimatum gestellt habe. Und jetzt habe sie schreckliche Angst, dass er die Alternative wählen würde, welche die Trennung bedeute..., ob ich nicht noch ein Viertelstündchen anhängen könne.
Ich konnte nicht – und das, obwohl ich Zeit meines bisherigen Lebens sehr schlecht Nein sagen kann. Außer in der Therapie und das habe ich lang trainieren müssen.

Was, wenn nicht einmal die *5-Minuten-vor-12-Zeitspanne* vom einzelnen Patienten oder der Gruppe als Zeitraum für das drängende Problem im Seelenraum genutzt wird? Was bei einer durchgehenden Blockierung und ununterbrochenen Anpassung und Unterwerfung seitens der Patienten – während Setting für Setting vergeht und die Zeit der Entlassung naht?
Die österreichische Musiktherapeutin und Gruppendynamikerin Stella Mayr flüchtete sich – ehe gar nichts mit einer völlig problem-blockierenden Gruppe geschah – manchmal in paradoxe Notbehelfe: Sie forderte die überangepasste Gruppe mit üblicher Stimmlage auf, sich gemeinsam zu erheben, was diese tat. Statt daraufhin eine Spieleinladung in einen Prozess zu formulieren, kommandierte sie: „Hinsetzen!" – was die Gruppe natürlich befolgte. Kaum saßen die TeilnehmerInnen folgte erneut das Kommando „Hinstellen!", danach wieder „Setzen!"...

Einmal – berichtete mir Stella Mayr – habe eine Gruppe dies Theater zwölf Mal mitgespielt, während derer sie selbst Schweißausbrüche in dieser ihr nun wirklich nicht auf den Leib geschriebenen Rolle erlitt. Erst nach dem zwölften Kommando traute sich ein mutigerer bzw. ausreichend frustrierter Teilnehmer höflich zu fragen, was das denn hier eigentlich solle.

Stella Mayrs „Gott sei Dank! Endlich protestieren Sie einmal gegen irgendetwas! Jetzt können wir miteinander arbeiten!" ist von Studierenden des Studiengangs Musiktherapie der Musikhochschule Wien bezeugt – und soll von tiefer, dankbarer Erleichterung geprägt gewesen sein, die sich auf die dann tatsächlich arbeitswilligeren Patienten übertrug. Thema: „Was stand hinter Ihrem lammfrommen Gehorsam?"

Rolling Back bedeutet, dem Patienten den jeweiligen Zeitrest bewusst zu halten. Dies meine ich nicht in Form wiederholter Zeithinweise, sondern im Sinn einer Information, die Sicherheit schaffen soll. Es reichte bei den meisten Patienten, wenn ich nach der Re-Orientierung - ohnehin ein Zurückfinden in Raum und aktuelle Zeit – mit dem Patienten festhielt, wie viel Zeit für das Gespräch ist, nicht noch verbleibt.

„Wir haben jetzt für das Gespräch noch eine gute halbe Stunde – was möchten Sie in dies Zeitgefäß jetzt hinein tun?" wirkt anders, als die Sorte Hinweise, wir hätten „noch" 30 Minuten. Schon halb leere oder noch halb volle Gefäße – das Letztgenannte wird vom Unbewussten aufgefangen und steuert die therapeutische Meteorologie.

Rolling Back ist die Hilfestellung des Therapeuten, die verbleibende Zeit zu dem zu nutzen, was möglich ist. Hilfestellende Fragen können z.B. diese sein:

- „Wenn wir jetzt noch mehr Zeit hätten – unsere heutige ist jetzt gleich vorbei – was würden Sie gerne thematisieren wollen?"
Das Genannte halte ich vor den Augen des Patienten schriftlich fest und gebe so die Sicherheit des 'Aufgreifenkönnens'. Auch wenn der Patient nächstes Mal noch Wichtigeres hat – ich wiederhole dieses „Gepäck von der letzten Reise".

- „Unsere Zeit heute ist in gut 10 Minuten zu ende – was möchten Sie noch hinein tun, was Ihnen das Zurückgehen auf die Station (die Rückfahrt nach Hause) erleichtern könnte...?"
Eine solche Frage ist wichtig für Patienten, die noch in starken Emotionen sind und welche die Restzeit brauchen, um den Übergang nach draußen noch in der Therapie vorzubereiten.

Zudem gibt es immer einen Seitenraum mit einem Halbliegestuhl, in dem der Patient ohne Begegnungen im Wartezimmer noch nachruhen kann („Wie manchmal, wenn wir uns noch mal umdrehen vor dem endgültigen Aufstehen...").
Ich habe das früher dort stehende Bett austauschen lassen, weil der Liegezustand zu neuerlicher Regression verführt. Ich habe keine schließbaren Gardinen darin, nur Schals an den Seiten, damit Tageslicht herein fällt und gebe dem Dienst habenden Pflegepersonal auf der Station vor den Ohren des Patienten die Information, dass Herr/Frau X „ein wenig später – etwa 10 Minuten – kommen werde".

Die 10 Minuten (o.a.) habe ich am Telefon erfragt, während die Dienst habende Schwester schon in der Leitung war – „wie lange, Frau X, glauben Sie, brauchen Sie etwa noch, um sich ausreichend mobil zu fühlen?" Selbstverantwortung bis zum Schluss. Sie 'funktioniert'!
Ich habe in den zwei Jahren, die unter Beobachtungskriterien für Praxisforschung standen, keine der 98 Einzeltherapie-PatientInnen erlebt, die nicht vor Ablauf der 10 Minuten zurückkehrten. „Ausgeruht", wie sie hinterher im Feedback-Bogen in der drei Kategorien umfassenden Auflistung ankreuzten.

Das *Rolling Back* will solche *5-Minuten-vor-12-Phänomene* weitestgehend mutieren helfen, in einen ruhigen Übergang aus der Realität des Settings mit seinen psycho-physischen wie emotionalen Anstrengungen in die Realität außerhalb des Settings, die mit dem Erreichen des Busses an der Haltestelle oder der eigenen Autofahrt zum Arbeitsplatz zurück oder nach Hause gegenteilige Anforderungen stellt: Die Wahrnehmung wieder nach außen zu lenken, statt - wie im Setting - nach innen.

4.6 Exkurs: Definitorisches zu Entspannung / Tiefenentspannung / Schmerztherapie

Da die MTE ausschließlich mit komplexen Musiktiteln bzw. vom Therapeuten und Patienten vorstrukturierter improvisierter Musik arbeitet (*semi-improvisierte* Musik), ***die vom Patienten emotional positiv besetzt sein muss*** (Voraussetzung für die Nutzung des Effekts der *positiven Auslese*) und eben der Einsatz vom Patienten erwünschter Musik üblicherweise der *Entspannung* vorbehalten ist und damit im Gegensatz zur bisherigen Definition von *Tiefenentspannung* steht, hier eine Definitionsklärung.

Üblicherweise werden drei Ebenen unterschieden, in denen Musik im Rahmen von Entspannungszielen in der Behandlung bzw. Selbstbehandlung eingesetzt wird:

1. Entspannung
2. Tiefenentspannung (Relaxation)
3. Schmerztherapie (Audioanalgesie)

Zu 1.) <u>Entspannung mit Musik</u>

Bei Menschen, die sich ohne z.B. ein zusätzliches Medium (wie Musik, Bildmeditation, Naturgeräusche usw.) nicht mehr selbst entspannen können, kann die dauernde Unrast als Signalisierung des Gesamtsystems für die Annäherung an eine Belastungsgrenze gelten.
Diese Patienten wählen in der Regel eine individuell besetzte, auf eigene musikalische Präferenzen abgestimmte Musik, die bereits im Anamnese-Gespräch erfragt und jeweils im einzelnen Setting auf evtl. aktuelle Wünsche hin aktualisiert wird.
Je präziser und ausführlicher der Patient mit dem Therapeuten aufgrund der musikalischen Anamnese diejenige Musik herausfindet, die ihm Entspannung ermöglichen soll (*positive Auslese*), desto selbständiger kann der Patient *seine* Musik auch über die stationäre oder ambulante therapeutische Begleitung hinaus im persönlichen Alltagsablauf nutzen, um die psycho-physische Einheit von Körper, Geist und Seele positiv zu beeinflussen.
Diese Erfahrungsebene wird der Entspannung zugeordnet. Der gegenwärtig boomende 'Markt der Entspannungsmedien' und CD-Musikserien - ohne die Möglichkeit individueller therapeutischer Begleitung und Intervention im Setting - lebt davon; obwohl - medizin-geschichtlich gesehen - die Verbindung von Musik und Entspannung überwiegend im Beziehungsverhältnis von Therapeut (Arzt) und Patient geschah.
Entspannung mit Musik wird heute fälschlicherweise gleichgesetzt mit *Selbstbehandlung* ohne jede therapeutische Präsenz. Der deutsche Klinikalltag jedoch integriert zunehmend mehr z.B. die von dem Mediziner Ralph Spintge entwickelte *MusikMedizin* oder die von Christoph Schwabe entwickelte Entspannungsarbeit mit Musik. Auch die hier beschriebene Methode der Musiktherapeutische Tiefenentspannung (MTE) wurde ebenso während des noch laufenden Praxisforschungsprojektes in der Curschmann-Klinik von der früheren Bundesversicherungsanstalt für Angestellte (BfA) in Berlin

und den ihr angeschlossenen Kliniken für die Rehabilitation von Herzpatienten zur Aufnahme in das psychologische bzw. musiktherapeutische Repertoire empfohlen.

Zu 2.) Tiefenentspannung (Relaxation) mit Musik

Tiefenentspannung wurde bisher (z.B. in der Arbeit des Psychiaters und Psychoanalytikers Harm Willms) definiert als ein Zustand, in dem die Möglichkeiten einfacher Entspannung nicht mehr greifen und die Notwendigkeit der Tiefenentspannung beginnt.
Die Indikation für Tiefenentspannung mit Musik wird für Zeiten besonderer Belastung gesehen, Over-Stress-Situationen (Prüfungsanforderungen, vor Operationen).
Tiefenentspannung lebt in Unterscheidung zur *Entspannung:*

- von der Spracheinführung (Induktion) durch den Arzt oder Therapeuten

- von Musik, die nicht mehr an emotionale Vorlieben (Präferenzen) des Patienten gebunden ist, sondern im Gegenteil zur Entspannung die sonst individuelle, persönlich-intime Gefühlswelt neutralisieren soll.

Zu 3.) Schmerztherapie mit Musik (Audioanalgesie)

Die bekanntesten Funktionsfelder sind:

- Musik im Wartezimmer,
- Musik in der prä-operativen Entspannung (ausgeforschtes Beispiel: Zahnmedizin),
- Musik während der operativen Phase,
- Musik in der post-operativen Phase, sowie
- Musik bei der Vorbeugung gegen Schmerzen.

Genau vorher mit dem Patienten abgestimmte und von ihm als emotional positiv besetzte Musik wird dem Patienten über Kopfhörer angeboten, welche die entsprechende Fachliteratur ausweist (s. Spintge).

Die mit diesem Praxisbuch beschriebene Musiktherapeutische Tiefenentspannung (MTE) arbeitet – wie sonst die Entspannung – mit ausschließlich positiv vom Patienten besetzter, d.h. gewünschter trophotroper (beruhigend empfundener) Musik. Gleichzeitig ist sie aber – i.S. der Tiefenentspannung – zentral geprägt von der Induktion und Re-Induktionsbegleitung durch den Therapeuten, der sich über die Musiktherapeutische Tiefenentspannung hinaus auch für das problemzentrierende, problembearbeitende und problemverändernde Anschlussgespräch bereit hält.

4.7 Anbindungsfragen

Anmerkung: Die Anbindungsfragen sind Teil des Schrittes VI. (Reflexion des Erlebten) und folgen sinngemäß *vor* dem Schritt VII., dem *Rolling Back.*

Lebenskonzept bezogene Anbindungsfragen

Der Patient erinnert aus der Musikrezeption eine *eigentlich einladende wunderschöne, grüne Wiese, wenn da nicht die vielen Disteln wären...*

Meine Anbindungsfrage lautete damals: „Sehen Sie – außerhalb dieses Bildes von der Wiese und außerhalb dieser Therapiesitzung – in Ihrem Leben noch andere Disteln...?"
Die Antwortsuche führte sehr bald zu den unwillkommenen Freunden der einzigen Tochter des Patienten, gegen deren Integration in sein Haus der Patient sich sträubte. Die Hinterfragung des *Sträubens* führte dann zu den mitursächlichen Ablösungsängsten des Vaters.
Eine Patientin assoziierte das Bild einer Heidefläche und befürchtete „diese kleinen Schlangen, die zwar nicht sehen können und ungefährlich sein sollen, von denen ich aber trotzdem alpträume...".

Meine Anbindungsfrage damals: „Gibt es solche kleinen, eigentlich ungefährlichen Schlangen noch woanders als in dieser Heide – in Ihrem Leben zu Hause?" (Die Steuerungsrichtung *zu Hause* nutzte ich aufgrund eines Vorgesprächs, in dem mir diese Patientin die ständigen Ängste gegenüber einer möglichen Trennung ihres Mannes angedeutet hatte.)
Die kleinen Schlangen wurden dann bei den Pornoheftchen *angebunden*, die der Mann (Außendienstchef einer großen Firma mit häufigeren Reisen) einige Male in seinem Gepäck vergessen hatte. Das Ehepaar hatte die Funktion dieser Pornoheftchen zwar seinerzeit so ehrlich zu besprechen versucht wie möglich und der Mann hatte seiner Frau die „reine(!) Ablenkung" von wirklichen

Verführungen durch Hotel-Hostessen und seine sexuelle Treue beteuert, aber die Unsicherheit der Frau blieb – und wuchs je länger der Mann mit *sauberem Gepäck* zurück kam und sich nie mehr zu diesem *niveaumäßigen Ausrutscher* äußerte.
Auch die Pornoheftchen hatten einen weiteren, tieferen Hintergrund: Die Frau, die eine Zwillingsschwester hatte, wusste, dass ihr Mann seinerzeit nicht wusste, für wen er sich bei seiner Werbung entscheiden sollte.
In diesem Fall schloss sich übrigens auf Bitten der Patientin eine systemisch orientierte Paarsitzung mit ihrem Mann an. Die beiden kamen noch während der stationären Rehabilitation vier Sitzungen zusammen, in denen zumindest gelang, die gegenseitigen Ängste auszutauschen (der Mann mit seiner Angst vor dem Verlust der Frau, wenn diese ihm auf seine *Schweinereien* komme, die Frau mit ihrer Angst, ihr Mann liebe „nicht mich am meisten"...).
Ich habe vor dem Hintergrund früherer positiver Erfahrungen mit Patienten in der Sozialpsychiatrie der Medizinischen Hochschule Hannover (Medikamenten- und Alkoholabhängige) mit beiden gemeinsam einen Soft-Porno angesehen. Der Austausch der Reaktionen, das Aussprechen der beiderseitigen versteckten Ängste führten immerhin in diesem Kurzzeittherapie-Rahmen dazu, dass auch die beiderseitigen, ebenfalls versteckten Wünsche und sexuellen Phantasien in das erotische Repertoire des Paares gelangte.

Musik bezogene Anbindungsfragen

Musik und ihre Bauelemente können für den Patienten und seine Befindlichkeit folgende Funktionen übernehmen:

- Funktionen der Entsprechung (die Musik wirkt so, wie sich der Patient sieht, empfindet)
- Funktionen der Komplementierung (die Musik ergänzt und/oder verstärkt die Wahrnehmung des Patienten um etwas Erwünschtes, Ersehntes)
- Funktionen der Kompensierung (die Musik soll ausgleichen, was verdrängt ist).

Die Anbindungsfragen führen erst in die jeweilige individuelle Problemthematik hinein und nur der Patient *weiß um sich.*

Vignette:

Ein 72-jähriger Patient, pensionierter Bundeswehroffizier („Ich war zum Ende des 2. Weltkriegs mit 17 Jahren Leutnant"), bevorzugt Marschmusik des alten Preußens (Radetzky, Fehrbelliner Marsch usw.). Im therapeutischen Gespräch wird seine Selbstwahrnehmung deutlich und ehrlich: Er sieht sich als einen der letzten Aufrechten im Blick auf preußische Verlässlichkeit, Berechenbarkeit, Loyalität dem Staat gegenüber. Zu Hause gibt es Kämpfe mit dem Schwiegersohn (jüngerer

Bundeswehroffizier, der an einer Bundeswehr-Universität studiert und derzeit eine sozialpädagogische Seminararbeit über Randgruppenarbeit schreibt) und der eigenen Tochter (Sonderpädagogin).
Die Marschmusik steht bei ihm für alles, was dem Zwanghaften an Positivem anhaftet, im ideologischen Sinne ebenso wie im geregelten Tagesablauf (Musik in der Funktion der Entsprechung, sie entspricht dem Bedürfnis nach Regel, nach Klarheit, Verbindlichkeit, Durchsetzung, Erfolg).
Daneben liebt er „gut und gern gesungene" Volkslieder, die mir wegen ihrer überwiegenden Thematik von Liebesleid und -freud, von Sichfinden und Einanderfinden (Ännchen von Tharau, Wanderlieder) auffallen .
Ich spiegele ihm dies und im Gespräch wird deutlich, dass er sich in seiner Gegenwart von heute mehr Gefühl, mehr Nähe, mehr Zärtlichkeit wünscht – ein deutlich stärkeres Gefühl als das der Sehnsucht nach Recht und Ordnung und klarer Obrigkeit des Preußenstaates (die Lieder zeigen auf der Symbolebene das ihm Fehlende, wonach er sich sehnt, was er nicht zeigen kann, was scheinbar seinem „Marsch-Tick" (Zitat der Tochter) widerspricht. Sie haben kompensierende Funktion).
Im Fernsehprogramm sieht sich der Patient manchmal zum Widerwillen seiner zweiten Frau (pensionierte Lehrerin) Volksmusik-Sendungen an: Darin findet er jene Welt der Marschmusik seines alten Preußens abgemildert, sozusagen 'wohnstubengerechter' und unauffälliger als die Militärmusik wieder. Frau und Tochter tun diese Blasmusiksendungen etwas sanfter ab als sonst die Militärmarschmusik – als mageren Bildungsindikator der Offiziere und sehen nicht die direkte Verwandtschaft zur eigentlichen Musik ihres Vaters und Mannes darin (die Volksmusik fungiert als komplementär, als Ergänzung des Fehlenden).

Die Therapeuten-Sichtweise – durchaus als Fremdwahrnehmung des Patienten eine Hilfe für den Patienten – kann und sollte oft beigemischt werden. Aber sie kann nur angeboten werden als andere Sicht. Sie darf nicht gegen die Selbstwahrnehmung des Patienten durchgesetzt werden.

Jede Sichtweise des Therapeuten kann dem Patienten angeboten werden – sie darf nur nicht gegen seine gegenwärtige (Selbst-)Wahrnehmung durchgesetzt werden

Hier die Zusammenfassung der Anbindungsfragen, wie ich sie heute nach der Musiktherapeutischen Tiefenentspannung (MTE) in der gesprächstherapeutischen Bearbeitung auftauchender Problemfelder nutze – mit dem Ziel der Änderungsfähigkeit des Patienten gegenüber seinem bisher krank machenden Lebenskonzept nutze und sie als Schlüssel besonders in der rezeptiven Musiktherapie sehe.
Diese Anbindungsfragen sind in den 70er Jahren zunächst von Klaus Finkel und mir vor dem Hintergrund der Persönlichkeitstheorie von Fritz Riemann entwickelt worden (Bezugsetzung der Bausteine

der Musik auf die Persönlichkeitskräfte bzw. -schwächen des Patienten). In den 90er Jahren begann der Schweizer Fritz Hegi mit der systematischen Weiterentwicklung dieser Bezugsetzungen, die schließlich zu seiner eminent erfolgreichen Komponentenheorie führte.
Folgende Anbindungsfragen sind im engeren Sinne *musiktherapie-spezifisch* und typisch für Gesprächseinstiege und - themen, die nur anlässlich oder durch Musikerleben möglich sind.

Gesprächstherapeutische Anbindungsfragen, wenn dem Patienten und/oder dem Therapeuten deutlich wird, dass der jeweilige Baustein Rhythmus in der gewünschten, gehörten Musik besonders dominant oder verhalten/verschüttet im Fokus der Patientenwahrnehmung lebt:

Anbindungsfragen bei Rhythmus-Dominanz/Rhythmus-Diminuierung

„Wie erleben Sie den Rhythmus in Ihrer Musik? Können Sie ihn mit Worten beschreiben? Wie ist Ihre Erfahrung mit Ihrem Rhythmus in Ihrem Leben – hier in der Klinik – in Ihrem gegenwärtigen Leben – in Ihrem Tagesablauf zu Hause – im Beruf – Arbeitszeit, Freizeit – Selbstbestimmung/ Fremdbestimmung – in Ihren Beziehungen zum Lebenspartner: Zärtlichkeit/Leidenschaft, Loslassen/Freigeben, Interesse/ Desinteresse, Streit/ Versöhnung?
Wenn wir Rhythmus als Ordnungs-, als Strukturierungskraft verstehen – wie erleben Sie Ihre eigene Strukturierungskraft? In Ihrem persönlichen, privaten, beruflichen Umfeld?
Wie wünschen Sie sich Ihren Rhythmus, was ist Ihre Ihnen eigene Struktur (im jeweiligen thematisierten Lebensfeld)? Haben Sie eine Idee, um den Wunsch zu realisieren? Was steht der Realisierung des Wunsches entgegen?“ etc

Im weitesten Sinne kreisen die Dialoge um die Frage nach der persönlichen Be-Deutung, die der Patient anlässlich dieses Bausteins in der Musik dem entsprechenden Baustein in seinem Lebenskonzept gibt, wobei diese Bedeutung nicht etwa einfachen Entsprechungscharakter tragen kann. Es gibt keinen einfachen Zusammenhang zwischen dem so oder so empfundenen Rhythmus in der Patienten-Musik und dem etwa ähnlich empfundenen Rhythmus in dessen Lebenskonzept (bzw. den Bausteinen der Dynamik, dem Klang, der Melodie oder der Form).
Oft kann der jeweilige Baustein in der gewünschten Musik auch kompensatorische Aufgaben haben und auf Defizite, Störungen und die Sehnsucht nach Ausgleich derselben bedeuten.

Oft kann der jeweilige Baustein auch komplementäre Aufgaben haben, und in der Musik findet der Patient eine Ergänzung zu Vorhandenem, die Rundung einer zu spitzen Ecke in seiner Lebensempfindung und Lebensgestaltung.

Anbindungsfragen bei Dynamik-Dominanz/Dynamik-Diminuierung

„Wie erleben Sie die Kraft in der Musik? Wie ist Ihre Erfahrung mit der Kraft in Ihnen und um Sie herum?
Wenn wir in der musikalischen Dynamik unserer Musik auch ein Symbol für die eigene Durchsetzungskraft sehen – wie erleben Sie Ihre Durchsetzungskraft – im persönlichen, im privaten, im beruflichen Sozialbereich?
Wie erleben Sie sich in der Durchsetzung Ihrer persönlichen Wünsche/Sehnsüchte in Ihnen selbst?
Was vermissen Sie – was wünschen Sie sich? Was steht dem entgegen? Was ist zu tun?“

Alle Antworten, die jetzt zwischen dem persönlichen Spektrum von *Kraftüberschuss/Kraftvoll* und *Kraftarmut/ Kraftlosigkeit* angesiedelt liegen, sind wieder auf alle o.g. Lebensbereiche des Patienten beziehbar, sind wieder zu *hinterfragen* auf notwendigerweise Abzubauendes oder Aufzubauendes.
Ein Beispiel: Herzpatienten mit einer *workoholic structure* leiden nicht selten unter vordergründigem *Kraftüberschuss* und es braucht Zeit, die dahinter stehenden Ängste zu sehen und den Kraftüberschuss hier als Pendant zu Kraftlosigkeit dort zu verstehen.
Die Einladung zum Transfer von Dynamik auf die persönliche Durchsetzungsfähigkeit deckt dann die individuellen Wunschrichtungen nach Veränderung auf.
Die Musik, die von solchen Patienten oft gewünscht wird, liegt im ruhigen Adagio-Largo-Bereich der Barockmusik, wo sowohl die klaren Strukturen (zwanghafte Anteile, siehe Entsprechungsfunktion von Musik) ebenso integriert werden wie die verhaltene, sensible Dynamik (siehe Kompensationsfunktion). Die o.g. musikalischen Anbindungsfragen zu Rhythmus und Dynamik sind in dieser Kombination auch auf der Ebene der Persönlichkeitsstruktur und ihrer Psychodynamik am meisten zu finden (Strukturierungskraft und Durchsetzungskraft). Diese Kombination stellt für einen Großteil der (männlichen) Patienten das gleichermaßen ersehnte Wunschpaar dar als auch das häufigste Problempaar – es könnte die eine oder andere Fähigkeit verloren gehen. Oder müsste vordergründig gespielt werden, obwohl sie nicht authentischer Persönlichkeitsanteil ist.

Anbindungsfragen bei Klang-Dominanz/Klang-Diminuierung

„Wie erleben Sie den Klang des Instrumentes, seinen Zusammenklang mit dem anderen/den anderen Instrumenten?
Wenn wir in musikalischem Klang und Zusammenklang der Musik auch „Nähe" und „Distanz" sehen – wie erleben Sie Nähe in Ihrem Leben? Wie Distanz?
Wie gehen Sie damit um – wie die Menschen Ihres Umfeldes?
Wo liegen Ihre Sehnsüchte, Ihre Änderungswünsche? Wie ließen sich diese anstreben, erreichen?
Was oder wer steht dem entgegen? Was ist zu tun?“

Während die Anbindungsfragen zu Rhythmus und Dynamik sehr oft in den beruflichen Bereich führen, erlebe ich die Frage zu Klang (Nähe-Distanz) als ebenso oft in den persönlichen, privaten, intimen Lebensbereich des Patienten leitend.
Die therapeutischen Gesprächsdurchführungen beinhalten das Nach- und Aufspüren von verschüttetem Ersehnten aus alten Beziehungen und den 'Transfer des Möglichen' in heutige Partnerschaften. Sie bedeuten das Herausschälen von lebensalterspezifischen Wünschen, deren Mitteilung an die Lebenspartner und manchmal auch deren Erfüllung mit diesen zusammen. Zu alte störende Verhaltensmuster können reflektiert und abgemildert, modifiziert, umgestaltet werden – durchaus bis zur Verhaltensübung mit dem Therapeuten.

Vignette:
Nach dem therapeutischen Gespräch anlässlich dieser Anbindungsfrage zum Thema *Klang* in dem die mangelnde Distanzierungskraft einer Patientin gegenüber ihrem und anderen Männern ihres Lebens deutlich wurde, schlug ich ein Improvisationsspiel auf der großen Pauke vor: Ich legte meine Finger

auf das Fell auf meiner Seite und bat sie um dasselbe: Ihre Finger – bitteschön – auf ihrer Seite. Thema der Improvisation: Spielfläche erobern.

Dazu erzählte ich ihr vorher die russische Geschichte von dem siedlungswilligen armen Mann, dem ein Großgrundbesitzer sagt: „Was Du bis zum Abend an Erdfläche abgehen kannst, ist Dein Feld, das Du bebauen darfst."
Anschließend okkupierte ich in einem kurzen Trommelspiel bald das ganze Fell, verhinderte ihr Vorwärtskommen, engte sie ein – und im nachfolgenden Gespräch wurde deutlich, dass es ihr meist ebenso mit Männerbeziehungen ergehe. Sie sei die Kleine, Stille, Stumme, Zurückgezogene...
Die Übung lautete „Sie erobern (das Fell, gestalten die Beziehung) – ich (Therapeut, Mann) halte mich zurück...".
In dem nachfolgenden Spiel zeigte sie erste kleine zaghafte Erfolge, später sehr eindrucks- und lustvolle Freude am Vorstürmen, Durchsetzen, Struktur setzen.
In ihrer Wunschmusik herrschte übrigens ein Vivaldi-Trompetenkonzert vor, indem sie zunächst im ewig harmonisierenden Streichorchester sich sah (Komponente: Klang, Zusammenklang), in der Trompete „die Anderen". Das Gespräch und die Anbindungsfrage schälte ihre andere Seite heraus: Die der Abgrenzung, Distanz – und damit waren wir beim Erörtern der *Melodie*, ihrer Melodie, siehe nächste Anbindungsfrage.

Anbindungsfrage bei Melodie-Dominanz/Melodie-Diminuierung

„Wie erleben Sie die Melodie-Führung, die Melodie in dieser Musik?
Wenn wir in einer Melodie Identität, das unverwechselbare eigene Profil sehen – wie erleben Sie Ihre Identität? Können Sie Ihr Profil schildern, wie Sie es sehen? Ihre Identität? Wie fühlt sich diese Ihre Identität an, was wünschen Sie sich stärker, was weniger?"

Von dem vordergründigen Selbsterkennen oder Spiegeln durch den Therapeuten, z.B. dass „die Melodie immer ein wenig abwärts strebt (nach unten abfällt, nach oben tendiert, steil aufwärts jagt..."), bis zu den Fragen nach dem eigenen Wunsch-Profil und real gesehenen Profil, sind es meist kurze Wege.

Die Gespräche um die 'Melodie des eigenen Lebens' basieren meist auf dem Vordergrund der Melodiegestalt (auf der Symbolebene das Ich) vor dem Hintergrund der Begleitung (auf der Symbolebene die Bezugsgruppen). Dann thematisieren die Gespräche oft die Selbstwahrnehmung vor dem Hintergrund der vermuteten Fremdwahrnehmung, wobei letztere immer durch das supportive Feedback des Therapeuten repräsentiert werden kann. Eine andere Symbolik führt zum Arbeiten an den Licht- und Schattenseiten, z.B. wenn der Patient in der Melodie diejenigen Seiten meint, die er *zeigt* und in der Begleitungsmusik die von ihm bewusst verheimlichten oder unbewusst verdrängten Seiten.
Dann gewinnen die Kriterien *klar* und *unklar* an Bedeutung, die der Patient seiner Melodie und seiner Selbstsicht vom eigenen Profil gibt.

Insgesamt zeigen sich mir zügige Analogie-Zugriffe der Patienten zwischen sich und *ihrer Melodie* mit entsprechendem Arbeiten an dem Assoziationsmaterial. Das Arbeiten mit der Identität bedeutete dagegen einen umfassenderen Komplex, in dem das eigene Profil, das befürchtete und ersehnte, nur einen Teilaspekt ausmacht. „Meine Identität" wurde auch überwiegend als das Gesamt privater wie gesellschaftlicher und beruflicher Rollen gesehen und entsprechend zeitaufwendig reflektiert. Hier einige Begriffe, mit denen Patienten Einstellungen zu ihrer Identität beschreiben: „Klarheit, Unschärfe, Verschwommenheit, Scharfgeschnittenheit; versteckt, offen, geschlossen..."

Außer einem gewissen intellektuellen Grundgerüst, das der Patient für die therapeutische Arbeit an seiner Identität braucht (an der 'Melodielinie meines Lebens' lässt sich elementarer arbeiten), braucht es auch Zeit.

In Kurzzeittherapien (bis max. 10 Stunden in einer 4-6wöchigen Rehabilitationsphase) belasse ich es bei Gesprächen zum Ist- und Soll-Profil (Wunschprofil) im jeweilig besonders belasteten, oft kränkenden, meistens krank-machenden Lebensbereich.

In Katamnese-Abschlusssitzungen zeigen sich manche *Tendenz-Ahnungen* im Blick auf den Wunsch nach einer umfassenden Dauerreflexion der Identität, ihre gewünschte Entwicklung in der jetzigen und kommenden Lebensphase. Der Hinweis, dass eine Therapie nicht nur an stationäre oder aktuell-ambulante Behandlungszeiten gebunden ist, erleichtert manchen Patienten die anschließende oder spätere Inanspruchnahme einer 'Therapie als Lebenshilfe'.

Anbindungsfrage bei Form-Dominanz/Form-Diminuierung

„Wie erleben Sie die Form, die Formen Ihrer Musik?
Wenn wir die (kleinen oder großen) Formen einer Musik (Bsp.: Summen einer Kinderstimme, kleines Lied, Kammermusik, Konzert, große Symphonie) mit der Art und Weise eines Gefäßes vergleichen, von denen es auch kleine und kleinste, große und riesige gibt, wie erleben Sie das Gefäß Ihrer Persönlichkeit? Das Gefäß, in dem sich alle Ihre anderen Anteile sammeln, zu einem Ganzen werden?"

„Fühlen Sie eine angemessene Form, in Größe, Schwung, Linie – im Blick auf Ihre Persönlichkeits-entfaltung? Oder erleben Sie das Gefäß eher zu eng, zu klein – zu groß, zu riesig für sich?" (Wieder zu beziehen und zu differenzieren auf die verschiedenen Lebensbereiche).

Gesprächsanbindungen an das Bauelement *Form* sind schwierig, weil die Analogiebildung zur eigenen Persönlichkeitsstruktur abstrakter scheint und *ankommt* als die der anderen Bauelemente der Musik in Bezug zu den Anteilen der eigenen Persönlichkeitsstruktur.
Um den Fluss innerer Bilder zu erleichtern, integriere ich bei dieser Frage mehrere Beispiele mit der Absicht der Erklärung, um was es sich handeln könnte (Bsp.: für kleine und große Formen der Musik und der Beispielbegriff *Gefäß*).

Wie bei Anbindungsfragen zum Bauelement *Melodie* werden in den Gesprächen zum Thema öfter narzisstische Probleme deutlich: Da lebt jemand in Enge und sehnt sich nach Weite. Und da lebt ein anderer nahezu verloren in einer ihm zu großen, unübersichtlich gewordenen Welt und sehnt sich nach Bescheidung.

Die Musikformen spiegeln dabei – wie immer – entweder die Entsprechungen, z.B. liebt jemand „die großen Füße, auf denen er lebt" und liebt ebenfalls große symphonische Formen bei Beethoven und Mahler bzw. umfassendes technisches Equipment bei seiner Techno-Musik mit höchsten Dezibelstufen.

Oder der Patient sucht in seiner Musik das Kleine, Durchschaubare, Überschaubare, Gestaltbare im Bevorzugen kleiner Liedformen, kurzer und kleiner, sanfter Improvisationsmusik-Stücke – als

Ausdruck für seine Sehnsucht danach – in seinem ansonsten zu großen Lebensrahmen, z.B. einer *öffentlichen Familie*, einer überfordernden Rollenwelt als Chefin oder sonst wie Gruppenvorbild oder öffentlichem Vorbild (Kompensationsfunktion).
Oder eine Patientin fühlt sich narzisstisch ausgewogen, mag sich und die Welt mitsamt ihren herrlichen Großzügigkeiten und liebt Trompetenkonzerte als das 'zusätzliche Gold' einer Fürstin, die sie in früheren Feudalzeiten unbekümmerter hätte ausleben können.

4.7.1 Exkurs: Entwicklungsgeschichte der Anbindungsfragen

Seit Beginn meiner Werkreihe „Therapie und Erziehung mit Musik" (1975), besonders den darin erschienenen beiden Bänden „Musik als Lebenshilfe", die einfache Spielmodelle mit den Bauelementen der Musik (Rhythmus, Dynamik, Klang, Melodie und Form) sammelten, arbeite ich mit *Anbindungen* zwischen eben den einzelnen Bauelementen der Musik und ihrem Zusammenhang zu denen, die sie spielen, die diese musikalischen Bauelemente auf ihre ureigenste Weise gestalten.

Häufige Fragen, die wir uns z.B. bei geistig behinderten Menschen oder verbal schwer zugänglichen Klienten im Therapeuten-Team stellten, waren die ersten drei solcher *musikbezogenen Anbindungsfragen*, bezogen auf die *Bausteine der Musik* (Untertitel der o.g. Werkreihe): Rhythmus, Dynamik und Klang.

- Wie hört, fühlt sich die Dynamik (Kraft) der improvisierten Musik (des Klienten) an?

- Was sagt dies möglicherweise über die Dynamik im Lebenskonzept desselben aus?
Die Bandbreite zwischen Kraftlosigkeit und Kraftüberschuss wurde in der Musik des Klienten empfunden und ihre Bedeutung im über die Musik hinausgehenden Lebensalltag gesucht.

Anbindungsfrage bei dem musikalischen Baustein: Rhythmus

- Wie hört sich der Rhythmus der Musik des Klienten an?

- Was sagt der Rhythmus dem Klienten über die Gestaltung "seines Rhythmus'" im Alltag (Rhythmus von Arbeit/Freizeit), in der einzelnen Stunde (Rhythmus von Reden/Zuhören, Hörbarem/Stille)? Der

Rhythmus in seinen bisherigen und im jetzigen Lebensalter (aktiver/zurück genommener, Bühne/Hintergrund), der Rhythmus in den bisherigen Beziehungen (Zusammensein/Alleinsein oder Für-sich-Sein, Nähe/Distanz)?

– Wie empfindet der Patient (Selbstwahrnehmung) und wie der Therapeut (Fremdwahrnehmung) den Klang in der Musik – und wie "klingt es sonst in seinem Leben derzeit, in seiner Partnerschaft? In seiner Kollegen-Gruppe, in ihm?"

Was wir – der mit 40 Jahren 1982 verstorbene Klaus Finkel und ich – in diesen ersten Projekten mit aktiver Musiktherapie an Anbindungsfragen uns oder den Klienten (nach der Begleitung geistig behinderter Menschen dann später auch in der Sozialpsychiatrie der Medizinischen Hochschule Hannover) stellten, bezog sich weitgehend auf diese drei Bauelemente jeder Musik: Rhythmus, Dynamik und Klang. Anbindungsfragen auf die Bauelemente Melodik und Form bezogen erschienen uns damals weniger trächtig und dem Patienten nicht so deutlich in ihrem Stellvertretungsausdruck für ihre eigene Persönlichkeitsstruktur.
Von 1985 an übertrug ich diese musikbezogenen Anbindungsfragen, die ich bisher auf improvisierten Musikausdruck der Klienten bezog in meinen wachsenden Repertoire-Teil rezeptiver Musiktherapie, der mir in dem damaligen Boom aktiver Musiktherapie mit ihrem „prominenten Medium Improvisation" (Eckhard Weymann) zu unterbelichtet und mir damals ausschließlich von Medizinern okkupiert erschien.

Beim Einsatz gehörter Musik in der rezeptiven Musiktherapie bei Klienten (von der Frühförderung über Kinder- und Erwachsenen-Psychiatrie bis zur Gerontologie begleiteten wir damals Projekte) erprobten wir die Anbindungsfragen anlässlich der von den Patienten gewünschten Musik.
Bei verbalisierungsfähigen Patienten, denen wir die Bauelemente der Musik als Material, aus dem jede Musik, „auch Ihre Musik" besteht nannten, stellten wir die allgemeine Frage: „Welches Bauelement ist Ihnen in Ihrer Musik besonders wichtig?"
Die Antwort führte dann zum weiteren Gespräch mit dem Patienten, wie er dieses oder jenes Bauelement in seiner Musik empfindet, wofür es möglicherweise steht, was er sich damit aus der Musik *holt* und mit der Wiederholung der Musik immer *wieder holt*.
Und wieweit er dieses, was das Bauelement (Rhythmus, Dynamik, Klang) in seiner Musik für ihn bedeutet, auch außerhalb der Musik findet – oder vermisst.

Bei weniger verbalisierungsfähigen Patienten stellten wir die einengendere Frage direkt nach dem einen oder anderen Bauelement: „Wie erleben Sie den Rhythmus, die Dynamik, die Kraft, den Klang in Ihrer Musik?" – wenn beim gemeinsamen Hören der Eindruck vorherrschte, dass die Problematik zunächst gut an der Frage „Wie viel Kraft fühlen Sie in sich?" festgemacht werden könnte. Gleiches galt entsprechend für die Frage nach dem Rhythmus in der Musik bzw. *außerhalb* von ihr, wenn der Eindruck vordergründig war, dass der Patient kaum Lebensbereiche lebte, in denen er die Chance *seines Rhythmus'* nahm und/oder eingeräumt bekam. Anschlussgespräche führten dann immer zu Fragen wie den Anteilen von Arbeitszeit und Freizeit, von Wachsein und Schlafen, von Erschöpfung und Erholung, von Liebe und Streit und damit eben immer von Gesundsein – in ihm gefährdet sein, diesem zu schaden. Bis es die Krankheit ist, welche die Belastungsgrenzen-Überschreitung der Gesundheit langsam fortschreitend oder dramatisch signalisiert.

Gleich welches von Bauelementen der Musik für den Patienten bzw. den Therapeuten bzw. für die Beziehungsentwicklung zwischen beiden wichtig wurde: Es ging immer nur um einen Einstieg durch das eine oder andere Bauelement, und das interdependente Netzwerk zwischen ihnen führte immer auch zu den Interdependenzen der einzelnen Persönlichkeitsanteile im Sinne von Fritz Riemanns Standardwerk „Grundformen der Angst".
Die Gespräche nach der gemeinsam rezipierten Musik des Patienten bewegten sich so immer in den Zusammenhängen zwischen den einzelnen Bauelementen der Musik als interdependenten Teilen eines Ganzen einerseits und den einzelnen *Bauelementen menschlicher Psyche* andererseits: Den schizoiden, depressiven, hysterischen und zwanghaften Anteilen jedes Menschen.
In dem Buch „Aus der Seele gespielt" habe ich diese Strukturparallelen zwischen den einzelnen Bauelementen der Musik und den Persönlichkeitsanteilen der Menschen als Vorkonzept für die hier vorgelegte Musiktherapeutische Tiefenentspannung ausführlicher geschildert und dabei Fritz Riemanns Arbeit mit der von Klaus Dörner auf Musik zu beziehen versucht.

Die Gefahr einer neuen Kausalitätssetzung (direkte Analogiesetzung zwischen musikalischem Bauelement in der gespielten oder gehörten Musik des Patienten einerseits und den einzelnen Persönlichkeitsanteilen andererseits) war immer bewusst. Der Verführung 'Wenn-dann-Zusammenhänge' zwischen der Musik und dem Patienten zu ziehen, also eine *mechanistische Sicht* zu pflegen, stand jedoch die Erkenntnis entgegen, dass ein vom Patienten bevorzugter musikalischer Ausdruck (in der Improvisation bzw. in der von ihm präferierten Musikrezeption) nie einfach nur eine *Entsprechung* war. Simples Beispiel für eine solche Entsprechung: Die auffällige Bevorzugung leiser Klänge weisen auf Zurückhaltung, auf Kraftarmut, auf mangelnde Durchsetzungskraft des Patienten hin.
Vielmehr war präferierter Musikausdruck des Patienten oft auch als Äquivalent zu sehen bis zur Kompensation: Es gab ebenso den Patiententypus unter den vielen Firmeninhabern und Chefs, die

unsere Klinik aufsuchten, welcher Stärke, Dominanz, zwanghafte Beherrschung seiner selbst und seiner Umgebung kultivieren zu müssen glaubt – und seinen Ausgleich, seine Wunschwelt, seine Sehnsucht in ganz kleinen musikalischen Formen mit durchsichtigen, vorsichtigen, behutsamen Gestaltungen der Bauelemente sucht.
Zwischen diesen Extremen – Entsprechung bzw. Kompensation – sehe ich die Funktionen der Musik und ihrer einzelnen Bauelemente für den Patienten. Und in dem breiten Spektrum dazwischen liegen alle möglichen Äquivalenz- und Mischfunktionen, die Musik für den Patienten einnehmen kann und die er sich mit dem Griff zur CD, zur Kassette, mit dem Kauf der Konzertkarte holt, wiederholt, immer wieder holt, um etwas *in sich* mit dieser Musik ausgleichen – oder verstärken zu können, was ihm ohne 'seine Musik' nicht möglich wäre.

Aus der Rückschau auf diese Anfänge der *Anbindungsfragen* als musiktherapie-spezifische Gesprächseinstiege, empfinde ich einiges als typisch für diese „Pionierzeit" (T. Timmermann) und entsprechend unbeholfen, in den Anfängen der Brückenschläge zwischen Bauelementen der Musik und ihren Anbindungsfragen.

Eine in der Systematik unikate und beeindruckende Weiterentwicklung dieser Bedeutungsdimensionen der einzelnen Elemente der Musik entwickelte dann Fritz Hegi in seinem erstem Buch „Improvisation und Musiktherapie". Er reflektiert und formuliert die Bauelemente als *Komponenten* und mit diesem Buch, mehr noch in seinem Nachfolgeband „Übergänge zwischen Sprache und Musik – Wirkungskomponenten der Musiktherapie", den als Dissertation zu begleiten ich die Freude hatte, weitete sich bei mir die Sicht für die Bedeutung der Bauelemente des Melos und der Form, die Fritz Hegi im Zusammenhang mit Identität und Persönlichkeitsbasis sieht. In „Übergänge zwischen Sprache und Musik" setzt Hegi außerdem die Phasen der Entwicklung des Menschen in eine von Daniel Stern ausgelöste Analogie zu den Komponenten (Bausteinen, Elementen) der Musik.

Die gemeinsame Arbeit mit Fritz Riemanns Konzept der Persönlichkeitsstruktur (seinerzeit mit Klaus Finkel) und der Entwicklungspsychologie Daniel Sterns verbanden die Arbeit von Fritz Hegi mit meiner von Beginn unserer Begegnungen an. Die Positions- und Definitionsunterscheidungen zwischen seiner *Komponenten-Analyse* und meiner Arbeit mit den Anbindungsfragen an die Bauelemente der Musik (z.B. sein mehr gestalttherapeutischer Zugriff, in dem er die eine musikalische Komponente als Vordergrund vor dem Hintergrund der anderen und analog dazu die Persönlichkeitsanteile sieht, versus meinem mehr medien- und ausdruckstherapeutischen Ansatz, in dem ich die Bauelemente der Musik als synchron wirkende Ausdrucks-Modi ebenso sehe wie die Teile einer Persönlichkeit; oder seine ausschließlich auf Improvisationsmusik bezogene Komponentenanalyse, während ich den Zusammenhang zwischen Musik und Persönlichkeit vorwiegend in der rezeptiven Musiktherapie entwickele) ändern nichts daran, dass die Komponentenanalyse Hegis auf die Dauer sicher eine auch für andere Gesundheitsberufe einsichtige Perspektive beinhaltet und sich – auch das ist eine Gemeinsamkeit – der modernen Entwicklungspsychologie mehr bedient als der konventionellen psychoanalytischen Sicht auf die Entwicklung des Menschen.

Möglicherweise wäre das auch heute noch vorhandene Ungleichgewicht zwischen aktiver und rezeptiver Musiktherapie nicht entstanden, wäre die Improvisation als zentrale Methode nicht seitens der sich als Musikpsychotherapie verstehenden Szene auch als Gegenpol zur medizinisch besetzten rezeptiven Arbeit verstanden und gewachsen. Erst kurz vor und besonders nach dem VIII. Weltkongress für Musiktherapie 1996 in Hamburg näherten sich die spezifisch medizinischen (ausschließlich funktionalen bzw. rezeptiven) und spezifisch psychotherapeutischen Methodenansätze der rezeptiven und aktiven Musiktherapie wieder einander an.

Literatur:

Alterhoff, G.: Grundlagen klientenzentrierter Beratung, Kohlhammer, Stuttgart 1983

Cohn, R.: Von der Psychoanalyse zur themenzentrierten Interaktion, Klett, Stuttgart 1975

Decker-Voigt, H.-H.: Musik und Gesundsein, Indikation Herz-Kreislaufbeschwerden, Energon/Polymedia, Hamburg 1997

Decker-Voigt, H.-H.: Mit Musik ins Leben, Reinhardt Verlag, München 2007

Decker-Voigt, H.-H.: Aus der Seele gespielt, Goldmann, München 2008

Decker-Voigt, H.-H.: Definition zur Medientherapie in "Texte zur Musiktherapie", Bd. 1 der Werkreihe Therapie und Erziehung durch Musik, Eres, Lilienthal 1975

Decker-Voigt, H.-H. (Hg.): Schulen der Musiktherapie, Reinhardt-Verlag, München 2000

Decker-Voigt, H.-H. / Obergelsbacher, D. / Timmermann, T.: Lehrbuch Musiktherapie, UTB-Reinhardt-Verlag 2008

Decker-Voigt, H.-H. / Weymann, E. (Hrsg.): Lexikon Musiktherapie, Göttingen: Hogrefe 2009 und Tokyo: Uni-Publishing 2008

Decker-Voigt, H.-H.: Mit Musik ins Leben, Reinhardt-Verlag, München 2007

Erickson, Milton H./Rossi, E., Hypnotherapie, Pfeiffer, München 1981

Haley, J., Die Psychotherapie M.E. Ericksons, Pfeiffer, München 1973

Knill, P.J., Ausdruckstherapie, Künstlerischer Ausdruck in Therapie und Erziehung als intermediale Methode, Eres, Lilienthal 1992

Küntzel-Hansen, M., Musik mit Kindern, Klett, Stuttgart 1973

Priestley, M., Musiktherapeutische Erfahrungen, Fischer, Stuttgart 1982

Spintge, R., Musikmedizin, Physiologische Grundlagen und praktische Anwendung, Fischer, Stuttgart 1992

Spintge, R.: in Decker-Voigt, H.-H. / Weymann, E. (Hrsg.); Lexikon Musiktherapie, Göttingen: Hogrefe 2009 und Tokyo: Uni-Publishing 2008

Willms, H., Musik und Entspannung, Fischer, Stuttgart 1977

Die Verbindung von rezeptiver Musiktherapie und Improvisationsmusik innerhalb der MTE (5)

Meine bisherige Auflistung der Kriterien für Einzel- oder Gruppenarbeit unter Einbeziehung der MTE als Möglichkeit der Kombination von Erlebnis- und Problematisierungsebene könnte eine deutliche Bevorzugung für das Einzelsetting abstrahlen. Im Blick auf die Problematisierungs- und deren Bearbeitungsmöglichkeiten für den einzelnen Patienten ist dies auch so.
Im Blick auf den Methodenreichtum und die Erlebnisebene des Patienten – seine eigene selbstbehandlungsmäßig wirkende Erfahrungswelt (Resilienzen) –, hat sich während der Praxiserprobung der MTE eine Möglichkeit der Verbindung von rezeptivem und aktivem musiktherapeutischen Arbeiten entwickelt, die weit über die einfache Kombination der zwei 'Säulen' musiktherapeutischer Arbeit (rezeptiv wie aktiv) hinausgeht und als integrativer Methodenansatz ebenso gelten kann wie als integrierende Erlebniserfahrung der Patienten in einer Gruppenmusiktherapie.

Diese Verbindung von aktiver wie rezeptiver Arbeit in der Gruppe basiert auf der Weiterentwicklung des geschichtlich ältesten Musiktherapie-Handlungsmodells: Patient liegt bzw. sitzt und hört zu (rezeptive Erfahrungsebene), Therapeut spielt ihm eine oder seine (gewünschte) Musik vor. Im Anschluss dann das Gespräch über die assoziativ-emotionalen Erlebnisse des Patienten mit Hilfe der *Anbindungsfragen*.

Eine Komponente der aktiven Musiktherapie, in der der Patient improvisiert, mischt sich nun dadurch hinein, dass der Patient sich von anderen Patienten eine von ihm vorstrukturierte Musik auf Improvisationsinstrumenten wünscht. Die Rolle des Therapeuten ist dabei in der Vorbereitungsphase eine moderierende, musikalisch wie spieltechnisch klärende Hilfestellungsrolle, während der MTE dann eine induzierende, wie auch sonst in der MTE.

Spielorganisatorischer Aufbau einer aktiv-rezeptiven MTE

1) In der Gruppe wird die Möglichkeit für einen einzelnen Patienten für eine MTE besprochen und die Wünsche *organisiert*. Die Einzelrolle wird besetzt von X. Es ist jedem klar, dass die Musikphase nicht vom Tonband oder CD kommen wird, sondern von anderen Patienten (Y) gespielt wird.

2) Der Therapeut (Z) fragt den Patienten (X), wen er sich als Musiker von den anderen Patienten (Y) und für welches Instrument wünsche. Die Wunschrichtung dieses einzelnen Patienten ist ausschlaggebend. Die Patienten Y können aber ablehnen, wenn ihnen nicht nach aktiver Improvisationsmusik für einen anderen Patienten zumute ist, sondern vielleicht mehr zum '*piggy bag* (Rucksack-) Erleben'. D.h.: Während der Patient X, der sich seine Musik wünscht, durch den Therapeuten induziert wird, klettern die nicht mit musizierenden Patienten in seinen Rucksack und nehmen die Induktion für X versuchsweise auch für sich zur Entspannungshilfe.
(Hier mischen sich soziographisch begründete wie instrumentaltechnisch-musikalische Wünsche, die später gruppendynamisch bzw. mit den musikalischen Anbindungsfragen im therapeutischen Gespräch Raum finden können).

3) Es folgt eine kleine (ca. 2 Minuten) Exploration für die Musiker („Bevor wir mit der Induktion für den Patienten X beginnen und nachher für ihn improvisieren, probieren wir diejenigen Instrumente ein wenig aus, auf denen wir nachher auf Wunsch von X spielen werden").

4) Der Therapeut fragt den Patienten X nach den musikalischen Wünschen für *seine Musik* nachher, die er sich in der MTE wünsche.
Dabei wird systematisch von Patienten-Musiker zu Patienten-Musiker (Instrument) gewechselt und 'geübt', was der Patient X sich von den Bauelementen der Musik (Tempo, Kraft, Rhythmus, Klang, Form) wünscht und wie in etwa deren Gestaltungsmodalität sein soll.
Die ständige Austauschfrage: „So? Oder möchten Sie den Rhythmus (die Dynamik, das Tempo usw.) anders? Wie?" führt zum verbalen Gruppengespräch zwischen X und Y – bis der Patient X (ggf. mit zeitlicher Steuerung durch den Therapeuten) sich entschieden hat, mit der Induktion durch den Therapeuten zu beginnen.

Hier ergeben sich Möglichkeiten der späteren therapeutischen Gesprächs-Thematisierung für X, z.B. von „Wie war es, diese personalen (instrumentalen) Entscheidungen zu treffen? Mit der Wahlmöglichkeit umzugehen? Mit der Bestimmungschance umzugehen? Wie war es, Menschen (in ihrem Spiel) ändern zu wollen, auszutauschen, abzustimmen? Was fiel einfach, was schwer? Hintergründe und Änderungswünsche dafür?"
Ebenso ergeben sich im Anschlussgespräch nach der Improvisation innerhalb der MTE und der Re-Orientierung (nach wie vor auf den Patienten X bezogen, also wie in der Einzelmusiktherapie) auch umgekehrte Fragen an die spielenden Patienten: „Wie war es, vom Patienten X ausgesucht zu werden? Wie war die Bitte von X, an ein von X bestimmtes Wunsch-Instrument zu gehen – und nicht an ein

selbst ausgesuchtes? Wie war das Erleben mit diesem Instrument? Wie das Erleben im Zusammenspiel mit den anderen Patienten?“ usw.
Allein der unterschiedliche Symbolgehalt und die Symbolintensität, die einzelne Instrumente für den einzelnen Patienten haben (Durchsetzungskraft, Zärtlichkeit, Hingabe, Abgrenzung, Macht und Ohnmacht) ergeben ebenso reiche Themenvielfalt im therapeutischen Nacharbeiten unter Aspekten der Anbindungsfragen, wie die in jeder Verbaltherapie ohnehin gruppendynamischen Fragestellungen von Soziodynamik.
Die Fragestellung, was die vom Patienten X gewählte Person und das ihr zugeordnete Instrument miteinander in der Wahrnehmung des Patienten verbindet, führt oft zur Verdeutlichung und Vertiefung der Patientenwünsche an sein Lebenskonzept und reichert unter gruppendynamisch auswertbaren Aspekten das Feedback-Instrumentarium an.

5) Die anderen Patienten (nicht X, nicht in der Rolle von Improvisierenden) werden nochmals eingeladen, in den 'Rucksack' von X zu steigen und - in sofern sie dies wollen, mögen und können, zu dessen späterer Musikstruktur – mitzugehen. Dann beginnt die Induktion durch den Therapeuten, auf X zentriert, also wie in der Tranceinduktion des Einzelsettings.

Außer der Nachbearbeitung, wie sie für X wie im Einzelsetting möglich sein soll – d.h. seine eigene Erfahrung in dieser MTE-Integration von Rezeption und Improvisation zentrierend und von der Gesprächsstruktur den *Anbindungsfragen* folgend -, gehört die Thematisierung der Erfahrungen der improvisierenden Patienten dazu: „Wie erlebten diese ihre Musik im Blick auf die Vorstrukturierung von X? Wie erlebten sie sich im Zusammenspiel untereinander? Wie erlebten sie die *interpersonale Dichte* zu X und den Wechselbezug zwischen X und sich auf körpersprachlicher Ebene?“

Hier ist die Reflexion von Übertragung und Gegenübertragung, wie wir sie aus den psychoanalytisch arbeitenden Therapien kennen, ebenso wichtig wie ergiebig: Welche Bilder, welche Gefühle und Gedanken, Phantasien usw. stellten sich bei mir, der ich für den Patienten X improvisierte ein, welche mehr, welche weniger? Was sind die möglichen Botschaften aus diesem Gegenübertragungserleben für mich selbst? Für den Patienten X? Für andere, mit denen ich zusammen improvisierte? Für andere, die mir – neben X – ja auch zuhörten?
Welche Erfahrungen gab es mit der Musikstruktur von X und der eigenen Improvisation im Blick auf „Was war mir nah, was fremd, was unmöglich – und was hat diese Erfahrung für eine Botschaft für mich selbst?"
Dem Therapeuten kommt bei diesen Nachgesprächen, die je nach Erlebnisdichte und Problemzentrierung unterschiedlich kurz oder lang ausfallen, eine moderierende Rolle zu (wie auch

sonst in Gruppentherapien). Dabei ist jedoch die besondere Rolle von X als alles zu Anfang zentrierendem Patienten bis zum Schluss auch besonders im Fokus des Therapeuten zu halten.

Ich habe diese Form der sowohl Rezeption als auch Improvisation integrierenden MTE während des Projektes mit Co-TherapeutInnen aus folgenden unterschiedlichen Herkunftsausbildungen den Gruppen angeboten: Psychoanalyse, Gestalttherapie, Medizin.
Besonders beim therapeutischen Nacharbeiten dieser MTE-Fassung mit Komponenten aus der Psychoanalyse oder der Gestalttherapie erwies sich die MTE-Rahmung als weit genug gefasst, um die unterschiedlichen Zugänge und 'Zugriffe' auf die Patientenfragen aufzunehmen. Die MTE erwies sich für mich als ein weiträumiges methodisches Gefäß, in das die Patienten ihre Such- und Findungsprozesse, ihre Frage- und Antwortprozesse spielen und hinein hören konnten – mit einer je nach personeller Besetzung im Therapeuten-Team unterschiedlicher, reicher Aufarbeitungsmodalität.

Es gibt keine (Musik-)Psycho-Therapie, die primär mit ihrer Methode begleitet oder zu heilen versucht, sondern primär therapeutisch wirken unsere personierenden (wörtl. a.d. lat.: „hindurchtönenden") Abstrahlungen in die Beziehung zwischen Patienten und uns. Eine Therapie-Methode ist dabei sekundär. In Situationen mit einem Therapeuten-Paar oder -Team, das die Patienten begleitet, wandert diese Bedeutung der jeweiligen Methode auf einen tertiären Rang und sekundär wird wichtig, was für eine tragfähige, empathie-fördernde Beziehungsstruktur das Therapeuten-Team den Patienten zeigt, nicht was für gemeinsame oder unterschiedliche Ausbildungs- oder Methodenmerkmale von ihnen eingebracht werden.

Zur Rolle des Mitschnitts auf CD u.a. Tonträgern

Grundsätzlich schneide ich die Improvisation mit, um mit dem Patienten X im Beisein der Mit-Patienten-Musiker 'seiner Musik' gemeinsam die Aufnahme als 'musikalischen Spiegelausdruck' eines Teils seiner seelischen Befindlichkeit anzuhören. Die Gesprächsbearbeitung erfolgt nach den *Anbindungsfragen* und im *Sharing* mit den Musikern, die auch ihrerseits die Aufnahme als Fremdwahrnehmungs- und Selbstwahr-nehmungsanlass nehmen können.
Dieses *musikalische-auditive Monitoring* wirkt immer auch als narzisstisch wichtiger Spiegel: Vieles nicht vorher Wahr- und Ernstgenommene wird zentrierbar. Die Bedeutung der von anderen Patienten nach des Patienten X Anweisung gespielten Musik würdigt den Patienten als Komponisten, als Werk-Initiator, die Mitspieler als Mitgestalter.

Oft war die Spiegelung durch die Tonbandaufnahme Auslöser für die Thematisierung verdeckter narzisstischer Bedürfnisse nach Anerkennung, Würdigung, Beachtung. Oft war sie Verstärker der Gruppen-Kohäsion. Fast immer führte sie zu dem Problem, dass alle Mitglieder der Gruppenmusiktherapie auf diese Weise zentriert zu werden wünschten, wogegen dann der Zeitrahmen einer begrenzten Rehabilitationszeit stand.

Bei besonders komplexen Fragestellungen um einen Patienten und/oder die Patientengruppe herum, arbeitete ich mit besonderem Gewinn nach der von der morphologischen Musiktherapie entwickelten *Methodik der Betrachtung*. In dieser Musiktherapierichtung, wo es mit einem hohen Forschungsanspruch um das Verstehen der improvisierten Musik des Patienten im Blick auf sein Lebenskonzept geht und die darin sich musikalisch, also unbewusst, prä-verbal sich äußernden Ängste und Hoffnungen, wird das Tonbandmaterial in einer Gruppe von KollegInnen (zugunsten der Intersubjektivität der Eindrücke und den Folgerungen aus diesen) gemeinsam angehört und in vier Beschreibungsschritten betrachtet. Ich formuliere diese Schritte hier – wohl wissend, dass dabei der von der morphologisch begründeten Musiktherapie, die sich an der morphologischen Psychologie Wilhelm Salbers orientiert, reklamierte Gesamtbezugsrahmen nicht zum Tragen kommen kann. Dies mindert aber nicht die Brauchbarkeit der morphologisch begründeten Betrachtungsmethodik - auch in anderen therapeutischen Theorie- und Praxis-Bezugsrahmen, wie z.B. dem der MTE, wenn sie improvisierte Musik einbezieht:

1. Ganzheit: Wie wirkt die Improvisation zwischen Patient und Therapeut insgesamt - i.S. meines Gegenübertragungserlebens - auf mich? Hier werden alle eigenen Bilder, Phantasien, Einfälle, Assoziationen und damit Reaktionen jeder (subjektiven) Art auf die Improvisationsmusik des Patienten bzw. zwischen Patient und Therapeut gesammelt und ggf. mit einem 'Titel' überschrieben.

2. Binnenregulierung: Was wird deutlich innerhalb der Improvisation (Reflexion der musikalischen Bauelemente und deren Gestaltung durch die improvisierenden Patienten und den Therapeuten)? Hier geht es um 'Gliedzüge' der Improvisationsmusik, die jetzt in einem wiederholten Anhören des Tonbandmaterials reflektiert werden – mit musikalischen und musiktheoretischen Beschreibungsbegriffen („Patient spielt leise eine aufwärts steigende kleine Melodie – Therapeut begleitet mit einem ruhigen, stützenden Bordun – Patient wird lauter, schneller..." usw.). Die Details dieser Beschreibungsstufe werden immer wieder neu auf den 1. Schritt, den ganzheitlichen Ersteindruck, bezogen.

3. Transformation: Hier werden die ersten möglichen Auslegungen und Verstehenszugänge zur Psycho-Dynamik des Patienten als Folge des 1. und 2. Schrittes mit weiterem Material verbunden: Erinnerungen an den Patienten während früherer Gespräche, überhaupt sein den Therapeuten bekanntes Verhalten innerhalb und außerhalb der Therapie, Kenntnisse aus der Krankengeschichte, auch die Sichtweise und Beschreibensweise des Patienten von seiner improvisierten Musik kann integriert werden usw. Die Begründer der morphologischen Musiktherapie entwickelten diesen 3. Schritt vor ihrem Erfahrungshintergrund, wie oft sich das bisherige Verstehensbild gegenüber dem Patienten nochmals ändert – bis in die Gegenteile vom bisherigen Verstehen hinein, weil sich erst in der Transformation deutlicher die Pole und Gegenpole in der Persönlichkeitsstruktur des Patienten zeigen.

4. Rekonstruktion: Hier wird der Versuch unternommen – immer gestützt durch weiteres 'Einhören' der KollegInnen-Gruppe in die Musik vom Tonband – die Grundbedingungen des seelischen Lebens des Patienten zu verstehen und von daher eine Lösung für seine spezifischen Probleme und Konflikte anzustreben, die sich in den vorherigen Schritten erkennen ließen.

Rosemarie Tüpkers Dissertation, ein wichtiges und grundlegendes Werk, setzt den vierten Betrachtungsschritt gleich mit dem ersten Schritt der Behandlung und dem Behandlungsauftrag und widmet sich im Übrigen ausführlich den seelischen *Gestaltfaktoren*, mit denen jede seelische Entwicklung eines jeden Individuums betrachtet werden kann. Sowohl unter dem Aspekt des Verstehens („Wie kam es zu den Problemen vor und in der Erkrankung?"), als auch unter Aspekten der möglichen Lösungs- bzw. Änderungsrichtungen im Lebenskonzept des Patienten.

Eine Variante des Hörens vom Tonband nutze ich seit Entwicklung der Audio-Visions-Technik ebenso oft: Die des Arbeitens mit KollegInnen (und oft auch mit dem/den Patienten mit den Zielen des *Monitorings* = Spiegeln als Selbst-Reflexionshilfe und Gesprächseinleitung) am Video-Material:

1. Schritt: Anhören des auditiven Materials (ohne visuelle Betrachtungsebene, ohne Monitor, nur über Lautsprecher) und dabei die o.g. Arbeitsschritte 1 - 4 nutzend.

2. Schritt: Rezeption des visuellen Materials ohne Hörebene mit ausgeschalteten Lautsprechern. Ebenfalls die Schritte 1-4 nutzend.

3. Schritt: Rezeption des Gesamtmaterials unter besonderer Akzentuierung des „Was und wie ist was jetzt anders – im Vergleich zu Schritt 1 und 2?"

Die Positionierung der morphologischen Musiktherapie zwischen Psychoanalyse und humanistischer Psychologie erlaubt n.m.M. eine sehr geeignete Verknüpfung auch mit anderen humanistisch-psychologisch orientierten Verfahren, mit denen sie bisher nicht kontaktierte und von denen sie aufgrund der Einbindung in bisher überwiegend musiktherapeutische Verfahrensansätze nicht kontaktiert wurde. Z.B. die Psychotherapie und Hypnotherapie von M.H. Erickson (Bezugsrahmen für die MTE), die Kunst-, Ausdrucks- und Medientherapien (Knill, Decker-Voigt).

Quellentext:

Knill, Paolo J.: Die technischen Medien in Therapie und Erziehung, hgg. von Decker-Voigt, H.-H. in der Reihe der „Grünen Bücher", Halle: Ohlsen, 1978

Herr S. - Eine Fallbeispielgeschichte zur Begleitung eines Herzpatienten mit dem kombinierten Verfahren Musiktherapeutische Tiefenentspannung / aktive Musiktherapie (6)

Sozialanamnestische Anmerkungen zu Herrn S.:

Auslöser für meine Begegnung mit Herrn S. war sein Vorderwand-Herzinfarkt.

Herr S. war zum Zeitpunkt des Eintritts in die Reha-Klinik und der anschließenden ambulanten Behandlung in meiner Praxis 42 Jahre alt, in erster Ehe verheiratet und Vater eines 14-jährigen Sohnes.

Herr S. war als junger Mann aus dem damaligen Jugoslawien gekommen, hatte in Deutschland eine Hochschul-Ausbildung als Geiger begonnen, abgeschlossen und „relativ bald bescheidenen Erfolg gehabt" (Herr S., der übrigens fehlerlos, wenn auch mit deutlichem Akzent spricht, über sich). Dieser – wie er sagt - „bescheidene Erfolg" hatte es ihm ermöglicht, seine damalige Freundin nachkommen zu lassen und zu heiraten („Wir sind zufrieden..., obwohl wir bald Silberne Hochzeit feiern...").

Herr S. war hauptamtlicher Geiger in einem der renommierten westlichen Rundfunkorchester, saß dort am zweiten Pult, und das offenbar gerne. („Ich liebe Musik. Aber wem sage ich das – Sie ja auch!", wandte er sich während des Erstinterviews an mich. Es blieb die einzige Bemerkung Herrn S.' mir gegenüber, mit der er einen Brückenschlag entfernter Verwandtschaft zwischen seinem und meinem Beruf äußerte).

Während der vierwöchigen stationären Rehabilitation hatte er nach dem Erstinterview und einer Probesitzung, die grundsätzlich noch unverbindlich bleibt, damit der Patient oder ich von einer Behandlung zurücktreten können, wöchentlich drei Einzeltherapie-Sitzungen.

Während der Infarkt Herrn S. „überrascht" habe (aber es sei ohnehin „nur ein leichter" Infarkt – „nicht so ernsthaft wie bei meinem Zimmernachbarn"), hatte Herr S. die Jahre davor dennoch in dauerhafter ärztlicher Behandlung gestanden: Seinen Hausarzt konsultierte er seit Jahren wegen andauernder Schlafstörungen, unter denen er zu Hause, nicht während der Tourneen mit dem Orchester litt. Der Hausarzt hatte ihn außerdem vor 4 Jahren zum ersten Mal zum Orthopäden geschickt, „nachdem zwei Jahre lang verschriebene Krankengymnastik nichts nützte – und die braucht auch zu viel Zeit."

Grund für diese Überweisung zum Facharzt, die zur zweiten Dauerbehandlung führte: Verspannungen im linken Schultergürtel und Schmerzen in der Wirbelsäule mit zunehmender Schmerzbelastung. Mit einhergehend die übliche passive Medikamentenabhängigkeit (Schlafmittel – Barbiturate – und wechselnde Schmerzmittel).

Die Behandlung von Herrn S. wurde für mich ein erster von mehreren 'Schlüsselfällen', in dem ich die spezifische gesundheitliche Gefährdung durch den MusikerInnen-Beruf ebenso begriff wie die

Möglichkeit, im MusikerInnen-Alltag sowohl in der stationären Therapie, als auch in der Ambulanz, in der Prävention und der Nachsorge aufzufangen, zu bearbeiten und - manchmal - mit Hilfe des Methodeninventars gegenwärtiger Psychotherapie wirksam umzusteuern.

Spielende Finger und andere Anzeichen für die Behandlungsziele

Mein Ersteindruck von dem untersetzten, ebenso dezent wie exklusiv-leger gekleideten Mann (Seidenhemd, Seidenhalstuch, italienische Schuhe, die in der Farbe abgestimmt waren mit der Seide) war: Sympathisch, auffallend bescheiden bis devot („Vielen Dank, dass Sie mich nehmen..." und „Sicher haben Sie einen festen Platz für Ihre Patienten hier...").

1.
Während meines anamnestischen Interviews, in dem ich Krankheitsgeschichte, musikalische Sozialisation und *Brennpunkte* im gegenwärtigen Lebenskonzept thematisiere, spielt Herr S. ununterbrochen mit seinen Fingern und hält sofort dann die Finger still, als er meinen Blick auf seine Fingern bemerkt.
Ich spüre den Impetus in mir, meinen Blick auf ihn, seine Finger, was auch immer, dosieren zu müssen. Guck weg – sonst engt es ihn ein.
Weiter mit der nächsten Interview-Frage beschäftigt, begreife ich, dass dies Gefühl eben in meiner Gegenübertragung auch sein Gefühl sein könne: Etwas verstecken zu müssen und Energie dafür zu verschwenden, etwas verstecken zu müssen.
Also sage ich Herrn S., er solle weiter mit den Fingern spielen. Es würde ihn mehr Energie kosten, das Fingerspiel zu unterdrücken.
Er lacht und setzt sich noch einmal hin. Bequemer – wie ich dachte. Jedenfalls fühle ich mich bei seinen neuen Körperwinkeln bequemer.

2.
Herr S. erzählt von den dramatischen Stunden der „Entdeckung" seines Infarkts und der Untersuchungen. Ich bitte anschließend, mit mir systematisch zu sammeln, wann die für einen Streicher typischen Schmerzen auftauchten. Herr S. gibt an: Früher erst nach längeren Probezeiten mit dem Orchester, später zeitlich immer dichter an Übezeiten heran, sowohl nach als auch (zunehmend) vor intensiven Übezeiten. Wir differenzieren weiter: Tageszeiten, Nachtzeiten? Freizeiten, Arbeitszeiten? Dabei fallen mir einige Zeiten auf, bei denen nicht nur die arbeitsmedizinisch

messbaren Verschleißerscheinungen den Hintergrund bilden können, sondern offenbar noch Schmerzherde, die aus dem Zusammenhang Interdependenz von Soma und psychisch-emotionalem Haushalt stammen können.
Herr S: „Am wenigsten nutzen die Mittel, wenn ein neuer Gastdirigent kommt – den ich nicht kenne...“ und „auf Tourneen, wenn wir im Hotel ankommen und am nächsten Abend spielen.“
Im Protokoll vermerke ich: Röntgenbilder anfordern/Hausarzt konsultieren. Anschließend wiederholte ich die Interview-Frage, die ich selbst als Zeitstreckung für meine inneren Gedanken genutzt hatte. Nicht, um Herrn S. eine Frage zu stellen, auf die ich eine Antwort wollte.

3.
Am Ende des Interviews lade ich zu einem ersten Kontakt mit Musikinstrumenten ein, zwischen denen wir ja sitzen („Wenn Sie sich hier umschauen, macht Sie da etwas neugierig?“). Herr S. steht nach einigem Zögern auf und geht quer durch den Raum auf die andere Seite des runden Teppichs, auf dem verschiedene kleine Instrumente liegen. Er greift nach einer Marakas, streicht mit den Fingernägeln darauf auf und ab, lächelt bei den Geräuschen.
„Mögen Sie weiter ausprobieren?“ frage ich, aber Herr S. kommt zurück – auf dem Umweg über die Panflöte, die er kurz hoch nimmt, den Kopf schüttelt und nicht anspielt. Die Marakas hatte er mit einem kurzen, harten Zweierrhythmus angespielt – und anschließend mit einigen wenigen Einzelimpulsen bearbeitet. Einsame, aleatorisch wirkende akustische Sprengsel.
„Ich sehe, dass Sie heute nicht viel ausprobieren möchten,“ sage ich zu Herrn S., „wie sehen Sie das sonst in Ihrem Dasein – mit dem Zeitnehmen für Ausprobieren von etwas?“; S. stutzt und denkt nach. „Wenig,“ sagt er, traurig wirkt er dabei auf mich - „Nein – fast gar nicht mehr...“. Ich frage ihn, ob es Dinge gäbe, die er gerne ausprobieren würde und nicht dazu komme. Ich lade ihn ein, diese Dinge einmal zu sammeln und zur nächsten Sitzung mitzubringen. „Also lauter Marakas?“, fragt Herr S. zurück, und ich verstehe, dass er verstanden hat: Die Analogie des Explorierens unter den Instrumenten und dem Explorieren im Leben.
In meinen Protokollnotizen nach dieser damaligen Erst-Interview-Sitzung lese ich heute, dass ich auch dies Gefühl, meine Interview-Frage Worte also als Zeitstreckung, als Hinauszögerung benutzt zu haben, in der Gegenübertragung sah. Ich beschloss, in der Therapie darauf zu achten, in wieweit Herr S. Worte nutzte, um etwas zu strecken, Zeit zu gewinnen.
Entsprechend der Erfahrung, dass manche der Erstassoziationen und Gefühlsübertragungen beim Therapeuten während der Erstbegegnung von wichtiger Bedeutung für das Verständnis der (unbewussten) Nöte des Patienten und die Therapie-Konzeption sein können, hatte ich damals folgende *mögliche Schlüsselwörter und –sätze* auf dem Papier gesammelt:

- Herr S. hat es 'eng' (Angepasstheit, übertriebene Höflichkeit, welche Ängste?)
- Herr S. legt Wert auf Zufriedenheit in Ehe und Beruf. Wo ist der Junge?
- Herr S. versteckt etwas, braucht Zeit
- Herr S. hat keinen „ernsten Infarkt“. Nichtakzeptanz seiner Erkrankung, Behinderung und Bedrohung
- Herr S. fühlt die Schmerzen im Zusammenhang mit jeweils Neuem, was sich ankündigt (Gastdirigent,
  Konzertort)
- Herr S. ist zielgerichtet, weiß, was er will (direkter Griff nach der Marakas, was sieht er, was sieht er
  nicht, was daneben liegt?) – und verliert sich neben dem erreichten Ziel.

Außerdem las ich im damaligen Protokoll ohne damals für erinnerbaren Kontext: Sucht.
Erst später während der ambulanten Behandlung fiel mir dieses Protokoll wieder ein und der damals zusammenhangslose Begriff auf. Tatsächlich beschäftige ich mich als früherer Sucht-Therapeut seitdem immer folgenreicher mit den Suchtanteilen oder Suchtähnlichkeiten, die mindestens zwei meiner Patienten aus dem professionellen Musik-Bereich zeigen. Und nicht nur durch die scheinbar berufsbedingte Sucht des *Üben, Üben und noch mal Üben.*
Gleichzeitig zu diesen oftmals in *Workaholic-Biografien* mündenden Schicksalen kommt Genussmittelsucht (Nikotin, Alkohol) oder Medikamentensucht, deren Zusammenhänge mit 'Übesucht' und der musik-medizinisch begründbaren Erkrankung im Bewegungsapparat noch zu untersuchen sind.

Von Brahms und innerer Unfreiheit und weitere Szenen-Ausschnitte aus den Sitzungen

1. Sitzung

Einzige Probesitzung während der Reha-Zeit:
Herr S. ist überpünktlich und wartet bereits draußen. Wieder das Fingerspiel als er sich setzt, diesmal gleich in den Sessel vom vorigen Mal. Ich frage, wie die Nacht gewesen sei (Herr S. hatte erwähnt, dass er heute morgen dilatiert werde, wovor ihm unwohl sei). Er betont, dass er „mit so was leben gelernt habe“, schließlich sei er schmerzerfahren „mit diesen ewigen Schmerzen“.

4.

Ich frage ihn, ob er mit einem besonderen Wunsch gekommen sei: Ein Thema, das er mit mir betrachten wolle...? Er zögert, schüttelt dann den Kopf. Ich sehe Herrn S. Blick über den Teppich mit den Instrumenten wandern und frage, ob er sich ein Spielexperiment mit mir vorstellen könne. Dasselbe, dann Verneinen. Ich sage Herrn S., dass dies seine Zeit sei und er sich wünschen könne, womit er sie füllen möchte. Nach seinem „Es geht mir einfach gut hier in der Therapie", lade ich ihn zu einer Tiefenentspannung ein, für die ich ein Stück (Saz, Gitarrensolo) vorbereitet hatte, welches er unter „gegenwärtig bevorzugter Lieblingsmusik" gestern im Interview genannt hatte. Aus demselben Interview rief ich nochmals in Erinnerung, dass diese Entspannungsmethode eine sei, die er lernen könne. Die er allein für sich zu Hause und überall woanders wiederholen könne. Dass diese Methode eigentlich nichts weiter sei, als eben dies zu tun: Sich eine gute Zeit gönnen.

Bei meinen ersten induzierenden Sätzen hatte Herr S. immerzu genickt, während meiner *Brückenformulierungen* bereits die Augen geschlossen und keine weitere Hilfen - wie Änderung des Sitz- oder Lichtwinkels - von mir abgewartet.

Während der weiteren Induktionsphase folgt Herr S. präzise meinen Vorschlägen, obwohl ich ihm immer neu suggeriere, dass er seinen eigenen Weg der Körperwanderung gehen kann, nicht auf mich hören muss, im Gegenteil: Der eigene Weg sei entscheidend für die Übung. Später in der Trance - während der Musikrezeption - sehe ich an den Bewegungen des Kehlkopfes, dass Herr S. nicht sehr tief gegangen ist, die Atmung hat sich kaum verflacht.

Im verbalen Nachher dagegen berichtet er davon, „ganz weg gewesen zu sein". Er erzählt auf meine Frage nach möglichen „inneren Bildern, Gefühlen, Gedanken", dass er sich mit seiner Frau in einem ganz bestimmten Hotel auf Bali gesehen habe. Eine klischeehafte Darstellung: Sonne, Verwöhnung, Liebe-machen, gemeinsam einen Brahms anhören.

5.

Über Brahms kommen wir auf Agogik, auf freie Gestaltungsphasen in der Musik und auf *ganz streng durchstrukturierte*. Ich gebe ihm als 'Hausaufgabe', einmal zu sammeln, wo er in seinem gegenwärtigen Lebenskonzept – außerhalb der Musik – freie Gestaltungsmöglichkeit sehe. Und wo es *streng* zugehe. Herr S. fragt nicht nach, versteht die Analogie offenbar, bittet aber um Zettel und Stift, um sich die Hausaufgabe zu notieren.

Ich selbst notiere mir nach dieser Stunde:

- S. ist zu pflegeleicht. Was steht dahinter?
- Glaubt sich S. bei dem, was er empfindet? Er erkennt seine mögliche Tiefe in der Entspannung nicht und hält Vor-Stufen für das eigentlich Mögliche?
- Wo ist das – vielleicht – noch so?
- S. versucht zu 'retten', zu 'sichern'? (Zettel, Stift)
- S. sucht Schutz und kann diesen genießen, verlängern, wenn er ihn fühlt (er achtet nicht auf das Ende der Stunde, im Gegensatz zu seiner Pünktlichkeit beim Anfang)

2. Sitzung

Zwischenzeitlich hatte ich die Röntgenbilder vom Schultergürtel und der Wirbelsäule zusammen mit dem behandelnden Stationsarzt eingesehen und ein Telefonat mit dem Hausarzt von S. geführt, in dem dieser mir bestätigte, dass die typischen Verschleißerscheinungen im Bewegungsapparat bei S. allein nicht ausreichend sein könnten, um die Dauerbelastung, die Dauerschmerzen und den schlechten Gesamtzustand, der in den aktuellen Infarkt mündete, zu erklären. „Psychosomatisch“, meint S.’ Hausarzt, und ich dachte daran, wie verführerisch dieses Gefäß doch für uns alle, besonders aber Schulmediziner sein muss, um loszuwerden, was sich nicht sofort erklärt.
Ich hatte vorgehabt, S. in ein Gespräch zu seiner Schmerzwelt einzuladen, doch die Stunde begann und verlief anders...

Wieder „Nichts Ernstes“ oder die Mundharmonika

6.
Herr S. 'springt in den Therapieraum', streckt mir einen Dritte-Welt-Beutel entgegen. Zweierlei bringt Herr S. darin mit: Einen sorgfältig beschriebenen DIN-A-4-Bogen, der gefaltet in einer Ledermappe liegt. Das sind die 'Hausaufgaben', zu denen ich ihn eingeladen hatte. Und ein „kleines Mitbringsel“ für mich: eine CD von sich. Ein Geschenk.

Ich wusste von ihm als Geiger, als Musiker-Kollege mit Streicher-Karriere. Aber das Cover der CD zeigt Herrn S. mit schreiend blauem Jackett, weißer Fliege, strahlendem Lächeln – und einer Mundharmonika an den Lippen. Er steht in einem Riesensaal vor einem Orchester, einer Big Band. Die CD trägt das Signet einer Weltfirma. Ich zeige meine Überraschung und höre Herrn S. sagen: „Nichts Ernstes – aber ich dachte, vielleicht für Ihre Töchter...“ (Ich frage aufgrund zahlreicher Buchveröffentlichungen mit Vita-Daten nicht mehr, woher die Patienten meine Familienverhältnisse kennen).

Bei „Nichts Ernstes – für Ihre Töchter“ fällt mir ein, dass er auch seinen Infarkt in diesem Sinne bezeichnet hatte: „Nicht so ernst wie bei anderen.“ Wo ist das *Ernste* bei ihm? Was ist das Gegenteil vom *Ernsten* und wie sind S.' Beziehungen zum Ernsten und dem Gegenteil?

Ich bleibe noch kurz bei der CD, zeige mein Interesse an den Mundharmonika-Bearbeitungen verschiedener klassischer Evergreens und merke, dass ich meine musikalische Neugier, wie Herr S. Brahms' ungarische Tänze und eine Bach-Toccata auf eine Mundharmonika transferiert, zurückhalten muss. „Sie sind ja ein richtiger Star“, sage ich und meine dies auch so. Allein schon wegen des Signets auf der CD. Herr S. freut sich sichtlich. Ich lege die CD beiseite und sage, dass ich jetzt mit ihm arbeiten will und mich auf die CD später einlassen werde.

„In diese Stunde musste viel hinein gepackt werden“ (Herr S. am Ende der Sitzung): Herr S. berichtet darin, wie er diese Welt der „gehobenen Unterhaltung“ erst spät kennen gelernt hätte. Längst war er Streicher im Rundfunk mit guter Anstellung und entsprechendem sozialen Prestige, als er sich mit seinem alten Instrument aus der Jugend im Bergdorf wieder beschäftigte. „Um meinem Jungen eins aufzuspielen.“ Sein Vater habe dies auch getan. Bei diesem Mundharmonika-Spiel für den Jungen habe er erste Klassik-Titel aus dem Funkprogramm auf der Mundharmonika versucht – und Freude daran gehabt. Dann ging es weiter: Zunächst spaßeshalber das um Klassikstücke erweiterte Spiel im privaten Kreis – Herr S. hatte eine größere Mundharmonika mit erweitertem Tonumfang und vollständiger Chromatik. Dann, zwei Jahre später bot ihm – nach der ersten Funksendung, (die einzige unter seinem eigenen, bürgerlichen Namen, den er auch als akademischer Streicher führte) – eine Konzertagentur große Pläne an. „Nein, ich sehe ihn als Decknamen“, sagte Herr S. und blieb auch bei dieser Bezeichnung, als ich den Begriff des *Künstlernamens* nutzte. „Deckname zum Verdecken. Künstler bin ich als Streicher.“ Als es dann „richtig doll“ wurde mit den Engagements, da habe er diese Welt unterdrücken, verheimlichen gelernt. „Sie wissen es gar nicht im Funk“, sagt Herr S., „sie wissen nur, dass ich so was nebenbei mache, aus Jux. Aber sie wissen nicht von den Tourneen, von den Auflagen, von den wirklichen Honoraren.“

Ich dachte an die Energie, die es den Patienten kosten dürfte, auf Dauer seine Prominenz auf dem zweiten, verheimlichten Karrierestrang geheim halten zu können und die damit verbundene Angst vor der Entdeckung. Mir fiel aber auch aus meinen Studienjahren in Süddeutschland ein, wie volksmusikalisch weit verbreitet und unerkannt die Mundharmonika-Virtuosen der Hohner-Fachschule in Trossingen sind, wie viele von ihnen tatsächlich erfolgreich auf dem internationalen Konzertparkett tanzen. Herr S. war nur nebenberuflich auf diesem Parkett. Und glaubte an die Unvereinbarkeit der *E-* mit der *U-Musik,* mit deren Begriffen er noch studiert hatte. *E-Musik, ernste Musik.*

Ich ertappte mich dabei, dass auch ich etwas nicht ernst zu nehmen begann. Die Gegenübertragung ließ grüßen. Er müsse oft die „Entdeckung“ fürchten. „Die Entdeckung oder die damit vermutete Blamage?“, frage ich. „Ja und nein. Das Orchester, das ist viel zu weit weg von meiner Welt, als dass die das wirklich mitkriegen würden.“

Ich merke mir: Wessen Entdeckung fürchtet er dann? Wem gilt die Verheimlichung, die Spaltung seiner Welt, wenn die Bedrohung gar nicht von seinen 'ernsten Musikkollegen' droht?

Ich spiegele Herrn S. seine Formulierung von „meiner Welt“, mit der er offenbar die große, weite Welt der kleinen Mundharmonika meint, nicht den Rundfunk? Er nickt: „Ja, ich liebe, was mich krank macht.“ Die Umkehrung dieses Satzes von Herrn S. schien mir nicht geeignet als Titel für dieses Fallbeispiel, sondern überhaupt geeignet zur Umschreibung einer Erkrankung, die im Spannungsbogen zwischen biomechanischer Schädigung und psychischer Abhängigkeitsausprägung steht. Eine Erkrankung, die mit durch das gewollte Übermaß einer höchst motivierten beruflichen Ausübung entsteht. Diese zunächst biomechanisch erfasste Abhängigkeit, die oft von der Arbeitsmedizin für Musiker (Musikermedizin) behandelt wird, geht bei manchen Musiker-Krankheiten einher mit Merkmalen einer psychischen Abhängigkeit gegenüber dieser Arbeit; durchaus bis zur Suchterkrankung. Bei Nachfragen beteuert er, dass ihn krank mache: Die Verheimlichung, das Verstecken, der daraus folgende Zeitdruck gegenüber den beiden Musikwelten mit ihren jeweils dichten Zeitplänen. „Es ist nicht der Stress des Orchesterlebens selbst, schon gar nicht die Musik, die ich ja freiwillig studiert habe.“

„Sie lieben, was Sie krank macht?“, spiegele ich nochmals und Herr S. nickt, internalisiert diesen Satz ab sofort als Wiederkennungsmelodie in verschiedenen Setting-Strecken. Ich erfahre, dass Herr S. drei Kontinente mit seiner Mundharmonika bereist hat und vor vollen Sälen spielte. In Asien, Nordamerika und Lateinamerika – aber nicht in Europa, geschweige im deutschsprachigen Raum. Dass er ein Haus mit großem Grundstück in der Nobelgegend jetzt gekauft habe, dass er seine Tantiemen und die gesicherte Komfortwelt seiner Mundharmonika und nicht dem Rundfunk verdanke.

Herr S.' Leben war gespalten: In einen offiziellen, seriösen, *ernsten* Teil, gelebt im angesehenen Orchester einer Anstalt des öffentlichen Rechts. Einerseits. Und andererseits in einen heimlichen, zu unterdrückenden Teil, der den Teil, der den größeren Anteil des Einkommens brachte. Und den ungeschmälerten Erfolg als alleiniger Star. Im Rundfunk war er Künstler unter vielen, am zweiten Pult. Außerhalb war er allein, ein Star-Solist.

Herr S. liebte Musik – jede Musik. Die Unterscheidung in E- und U-Musik, in die seriöse und die 'andere' Musik machte er aufgrund von Vermutungen darüber, was sein Generalmusikdirektor, sein Intendant, sein Pult-Kollege darüber denken würden, denken dürften, wahrscheinlich sagen würden, wenn...
Ich bot Herrn S. dies Bild von den „zwei Welten" an, und er nickte.

7.
Heute frage ich nicht, sondern schlage ihm vor, diese zwei Welten auf Instrumenten zu spielen. Er solle entscheiden, welche Welt er zuerst und worauf spielen wolle.

Vom Mundharmonika-Spiel auf der Marakas und anderen Stellvertretungsebenen

Er entscheidet sich für die verheimlichte Welt. Die Welt der Tourneen, Mundharmonika-Tourneen, die er jeweils in den Orchesterferien von seinem Agenten organisieren ließ. Und wählte für das Spiel die Marakas - eine Hohner-Mundharmonika ließ er liegen. Auf meine Frage, was ich dazu für ein Instrument spielen solle, weist er mir eine Djembé zu. Das Spiel dauert 4 Minuten, und sein Spiel wirkt auf mich präzise, gekonnt, aber eilig bis getrieben. Er spielt die Geräuschwellen als Glissandi, unterbrochen von kurzen harten Rhythmisierungen. Ich begleite ihn mit ostinatohaftem, leisem Herzrhythmus, auf der er ab und an konzentriert lauscht – sein eigenes Spiel unterbrechend.
„Schön", sagt er nach dem Spiel und berichtet von dem Gefühl, sich „gehen lassen zu können". Im Gespräch forschen wir nach diesem „Schön" und „Gehenlassen" und kommen auf die dauerhaft verspannende, überspannende Auswirkung des Dauerdrucks, den diese gegenüber seinen Orchester-Kollegen verheimlichte Welt bedeute. „Wie als Bub, wenn ich mit der geklauten Weintraube an der Hauswand des Besitzers entlang schlich und schwitzte vor Angst. Meinen Sie, dass dies der Infarkt ist?", fragt er und ich sage, dass seine Frage an mich ihm zumindest zeigen könne, welches seine Meinung sei. Zusätzlich zu dem physiologischen Stress, den die doppelten Tournee-Kalender für seine CD-Firma und den Funk bedeuteten, bewertet er den psychischen Stress, der durch die Unterdrückung, Verheimlichung entsteht, selbst als sehr groß. Wir sprachen abschließend über den Zusammenhang zwischen Angst und Enge und die nachweisbare Auswirkung psychischer Angst auf Blutzuleitungen zum Herzen.

8.
Anschließend spielen wir den Tausch seiner Musikwelten: Er spielt für seine *seriöse Rolle* diesmal auf dem Monochord, ich seine Marakas. Kommentar von Herrn S.: „Doch – das kann ich auch gut – Geige spielen." Dabei tippt er mit dem Finger eine Saite des Monochords an: Eine der Mütter der Geigen.

9.
Thema am Schluss der Stunde ist seine Hausaufgabe. Wo sieht Herr S. seine strengen, wo seine freien Gestaltungsmöglichkeiten? Ich brauche wenig Verknüpfungen anzuregen: Herr S. wirkt auf mich wie ein flammend begeisterter Schüler, der etwas begriffen hat, sein 'Aha-Erlebnis' genießt und anwenden will. Zeile für Zeile ordnet er die *Strenge, Enge* dem einen Lebensbereich zu (der Beibehaltung seines *seriösen Brotberufs* im Rundfunk), den Rest auf der Gegenseite. Schwarz und weiß. Entweder – oder.

10.
Wir schließen mit einer Improvisation, in der es um *Gleichzeitigkeit* geht. Auf das Wort kommt Herr S., als ich ihm ein Deutungsangebot für seinen Traum geben, in dem er seinen Wunschtraum träumte, der sich sonst als Tagtraum zeigte: Er zusammen mit seiner Frau auf Bali. Auf Bali war er allein gewesen und hatte vorher und hinterher mit seiner Mundharmonika konzertiert.
Der Traum – biete ich ihm an – zeige die Sehnsucht nach Vereinbarkeit der heimatlichen Welt mit Funkorchester, Familie, Haus und Garten einerseits und mit dem Luxus der Fernreisen, der Exotik der 'U-Musik-Tourneen' andererseits. Herr S. nimmt die Deutung auch für sich an und – nachdem ich von *Integration* der beiden verschiedenen, scheinbar unvereinbaren Welten gesprochen habe (siehe Traum, siehe Arbeitsziel in der Therapie) – kommt er auf das Spielthema *Gleichzeitigkeit.* Wir spielen noch mal – Herr S. die Marakas (Mundharmonika?) und ich auf seinen Wunsch hin das Monochord (Mutter seiner Geige?). Ich sage ihm meine Assoziationen hinterher. Herr S. grinst und nickt: „So was ähnliches bestimmt."
Als Hausaufgabe gebe ich mit: Herr S. möge in sein Klinik-Tagebuch aufschreiben, was alles passieren würde, wenn der und die, der eine oder alle im Orchester, in der Intendanz, in der Verwaltung komplett über diese seine verheimlichte Welt der Mundharmonika Bescheid wüssten. Name für Name, der ihm einfalle und wie die wohl reagieren würden.

Die Entdeckung des Angenehmen im Schmerzhaften

3. Sitzung

11.

Diesmal eröffne ich mit einer neuerlichen Tiefenentspannung, denselben Saz-Gitarren-Satz in der Trance benutzend.
Während der Körperwanderung bleibt Herr S. abermals sehr *gehorsam* und ist sichtlich immer dort an seinem Körper, wo ihn meine Worte gerade hingeführt haben, geht nicht andere, eigene Wege, zu denen ich immer wieder einlade. Atmung und Kehlkopfaktivitäten sind deutlich ruhiger, kein Fingerspiel. Beim Stichwort *Schultergürtel* und *Herzgegend* – seine Schmerzlozierungen – nimmt er die Einladung von mir an, er könne – wenn er was verändern wolle – ändern, was er wolle. Und ob eine Änderung weitere Bequemlichkeit bringe oder nicht – dies könne er ausprobieren durch Heben und Senken der Schulter. Erst der einen, dann der anderen. Und wenn Schmerz fühlbar würde, den Schmerz nicht weg haben wollen, vielmehr betrachten, wo genau er säße, wie er sich anfühle - sozusagen ein Zwiegespräch mit dem Schmerz führen. Herr S. hört gar nicht auf, seine Schultern abwechselnd zu heben und zu senken und fühlt sich sichtlich wohl. Jedenfalls lächelt er – und grinst plötzlich, ohne aus der Trance zu gehen. Ich denke angesichts seiner Mimik kurz an Schadenfreude. Ich begleite ihn weiter in die Trance – er atmet er sehr flach, sehr weitschwingend.
Im Nachgespräch berichtet er, dass er seine Schulter, vor allem die linke, „überlistet“ habe. Er sei geblieben, der Schmerz, aber er habe ihn mitgenommen, „so wie die Gedanken, die ich mir ja nicht verbieten, sondern durchlassen soll.“ (Eine meiner Einladungen, wenn wir in der Trance auf den Kopf zuwanderten, der alles kann, nur nicht 'abgeschaltet' werden, sonst wäre er keiner mehr).
Außer diesem ersten Fokussieren seiner Schmerzbereiche und seiner Begier, diese Methode (der Schmerzzentrierung) „unbedingt für zu Hause lernen“ zu wollen, arbeiten wir anlässlich der 'Hausaufgabe' an seinen Phantasien: Was würde passieren, wenn der Intendant, die Kollegen /-Innen, sein Verwaltungschef einmal in seinen heimlichen Konzerten sitzen würden?

12.

Herr S. lacht einige Male, als er mir bestimmte Kollegen und Vorgesetzte schildert und deren vermutete Reaktionen. Es sind durchweg weniger gehässige, als vielmehr schulterzuckende, amüsierte Reaktionen, die er bei seinen Phantasien in Verbindung mit manchen Kollegen bringt. „Schlimmstenfalls neiden die mir das Geld“, meint Herr S. und anschließend, fast überrascht: „Dabei haben die ja auch alle ihre Muggen – nur eben klassisch.“ Es wird Herrn S. immer mehr die

Verwandtschaft deutlich, die diese Abhängigkeit von der Meinung heutiger Kollegen mit der Abhängigkeit von der Meinung seines „Väterchens" hat, der den Jungen von der Mundharmonika zu „was Besserem", zu „was Richtigem mit Musik" hin wünschte.
Seit ich Herrn S. den Übertragungsgedanken angeboten habe, dass sein Pult-Nachbar, sein Intendant, auch der ihm – am Vorabend vor der Anreise – ja unbekannte Gastdirigent 'Nachfahren des Vaters' sein könnten, arbeitet Herr S. damit weiter und nutzt Übertreibungen wie: „Unser Gott in Weiß war selbst heute bei mir und...", und dann folgt eine Erzählung, eine Situationsskizze, in der Herr S. dem Arzt gehorcht, in der er nickt, in der er macht, was ihm gesagt wird. Herr S. schließt ab und an solche Skizzen ab mit: „Wahrscheinlich auch ein Nachfahre meines Väterchens."
(Abends bespreche ich mit unserem Chefarzt diese Autoritätsgläubigkeit bzw. -angst des Herrn S. und er bietet sich an, mit zu 'experimentieren'. Wie viel lässt sich Herr S. an Sinnvollem und Unsinnigen zumuten – bevor er protestiert, sich wehrt, sich äußert?)
Ich arbeite mit ihm über seiner beruflichen Identität: Der seriöse Musiker dort, der unseriöse hier. Woher kommt seine Meinung, dass die beiden Welten zwei Welten seien? Dass die Spaltung in U-Musik und E-Musik ihn beherrscht, obwohl die Fachwelt diese Spaltung inzwischen aufgegeben habe? Ich bemerkte den Nachteil meiner besonderen Nähe zu dem Patienten, in diesem Fall meine berufliche Nähe. Dieses eigene Engagement in Sachen Musik hätte mir um ein Haar den Blick auf einen der eigentlichen Hintergründe für die 'verkorkste Musiker-Identität' verstellt: Den Vater von Herrn S., der erst in der ambulanten Nachsorge bei der größeren Zeitfreiheit immer stärker thematisiert wurde. Etwas war wieder einmal knapp gut gegangen: Dass sich der Vater rechtzeitig zeigte.
In der Kontrollsupervision über diese Stunde wurde mir auch wieder deutlich, dass mir – vaterlos aufgewachsen – die Verstehensebene für die Dauerpräsenz einer Vaterfigur (etwa in den entsprechenden Introjekten in Herrn S.) fehlt. Sind allein erzogene Therapeuten für bestimmte Triangulierungsprobleme ihrer Patienten oder Probleme in der Beziehungsrichtung zu ihren einzelnen Elterngestalten inkompetenter? Ich denke, sie sind zwar langsamer im Mitspüren, aber durch Reflexion der eigenen Biographie gut im Aufspüren solcher 'unsichtbarer Fäden' in Familienkonstellationen, welche sie nicht kennen lernte.

4. - 7. Sitzung

Arbeitsrichtungen: Ständig wiederholendes Angebot der musiktherapeutischen Tiefenentspannung. Während derer wird Herr S. immer selbständiger, geht kleine erste selbständige Schritte zur Körperwahrnehmung in seinem eigenen Tempo, lässt mich also reden als „sich entferntes Geländer,

das ich ergreifen kann, wenn ich will oder wenn ich muss...", wie Herr S. an einem Abend in sein Tagebuch schreibt und mir dies am nächsten Tag mitbringt. Dabei greift er alle meine Thematisierungen seiner *Schwachstellen* (Herzbereich und Schulter) während der Trance auf und lernt, sich mit ihnen als *Indikatoren für* Belastungsgrenzen anzufreunden.
Motto seiner Erkenntnisfortschritte: „Nie gewusst, wie ernsthaft und schwer solche Arbeit ist." Er bezog sich dabei auf meine ständigen Suggestionen, es sich *bequem, komfortabel, eine gute Zeit* sein zu lassen, eigene Wege zu gehen, die meist besser für einen selbst seien. Dennoch: Seine Trennung in dieses *ernsthafte* Arbeiten und damit auch anderes Arbeiten hielt sich.
Ich begnüge mich damit, ihm diese merkwürdigen Schlüsselwörter in seiner Sprache zu spiegeln – ohne weitere Deutung oder Hinterfragung.

Das Monochord – die Mutter vom Geigenspiel des Herrn S. oder der verinnerlichte Vater

Aus den verschiedenen Trance-Induktionen 'rutscht' mir Herr S. nur einmal heraus: Als ich für die Musikrezeption weder sein präferiertes Saz-Stück, noch eine andere CD einspiele, sondern seine Atmung begleite mit einzeln angezupften, angetupften Klängen des Monochords: Da beginnt kurz sein 'Fingerkippenspiel', die Augenlider flattern, der Kehlkopf schnellt auf und ab. Ich spreche Herrn S. direkt an, ob ich aufhören solle – er schüttelt den Kopf, sagt nichts. Ich spiele weiter – auf dem Monochord.
Hinterher erzählt Herr S., dass er kurz erschrocken gewesen sei – von wegen „der anderen Welt seiner Geige", die in eine Welt mittels des Monochords eingedrungen sei. Er sich aber diesem Eindringen habe stellen wollen. Es sei gut gegangen, er habe eine einzelne Saite lange nicht mehr so „freundlich" empfunden. Von da ab spiele ich noch zwei Mal Musik für ihn während der Trance, mal Monochord, mal Mundharmonika. Einmal beides zusammen und ich protokolliere, dass Herr S. mitten in der Trance einmal einzelne Tränen an seinen Nasenflügeln herab rinnen lässt, ohne nach einem Taschentuch zu fingern, ohne die Trance abzubrechen. Ich sprach ihn nach der Trance auf die Tränen an und fragte, ob er erzählen möge, wofür diese stehen, was dahinter sei. Herr S. schüttelt den Kopf und sagt, er wolle sie „für sich behalten", sie seien „so in Ordnung."
In der 5. Sitzung spreche ich die Familienstruktur von Herrn S. an und er erzählt bereitwillig auch davon, dass er alles aus der Therapie seiner Frau erzählt habe. Ich lade ihn ein, seine Frau zur vorletzten Sitzung vor der Entlassung mitzubringen.
Diese Sitzung ist insofern ein weiterer Baustein für die spätere Fortführung, als ich seine Frau als diejenige erlebe, die zwar nichts gegen die den Luxus ermöglichen Mehreinnahmen hat, welche Herr

S. aufgrund der 'anderen Welt' erzielt, die wohl aber größten Wert auf den klassischen Musiker in ihrem Mann, auf die Premierenkarten in der Musikhalle usw. legt. Insgesamt hatte das Ehepaar kein problemzentriertes *Sharing* kultiviert. Herr S. teilt sich mit seinen jeweiligen Erfolgen mit, legt seiner Frau eine neue CD oder eine einzelne ausländische Konzertkritik auf den Tisch. Er teilt sich nicht mit seinen inneren Problemen mit und wenn, nur ungern und in unvermeidlichen Situationen (bei Arztbesuchen und den zunehmenden Krankschreibungen) mit seinen tatsächlichen Schmerzen. („Da bin ich wie mein Alter und die Männer meiner Kindheit – keinen Schmerz zeigen, keine Gefühle!")
Wir arbeiten an den inneren Bremsen, am Schuldgefühl, das Herr S. auch aufgrund seiner Frau gegenüber *seiner U-Musik* entwickelt hat. Und daran, was für eine positive Ressource das Paar bisher ungenutzt ließ, indem jeder seinen Part allein zu tragen und umso mehr zu verheimlichen versuchte, je unangenehmer dieser war. Frau S. ist viel zu getroffen und erschreckt durch den schleichenden Zusammenbruch ihres Mannes, der sich im „leichten Infarkt" gezeigt hat, als dass sie jetzt nicht „alles tun würde, damit er sich wohl fühlt und gesund wird".
Als ich ihr sage, dass es darum ginge, dass sie sich wohl fühle und dies eine wunderbare Voraussetzung für ein besseres Leben auch mit ihrem Mann sei, lacht Frau S. und fragt, ob sie mal wieder in die Therapie „mit dürfe".
Folgende Arbeitsthemen nehmen wir im weiteren Verlauf in den improvisatorischen Teil auf, innerhalb dessen Herr S. immer mehr den Wechsel von „Kleinzeug" (wie Marakas, kleines Becken) und 'ernsthaften Instrumenten' (Klavier, Monochord) 'übt':

Stau und Lösung:
Herrn S. Assoziationen:
- Die Angst vor der Entdeckung seiner Rolle außerhalb des Orchesters – innerhalb des Orchesters.

Für die Lösung assoziiert S. ein offenes Gespräch mit seinem Pult-Nachbarn, dessen akademische Arroganz er bisher fürchtete. Der „strenge Vater" von S. taucht bei diesem Pult-Nachbarn zum ersten Mal auf und behält zentralen Platz in unserer Arbeit.

Unruhe und Ausschwingen:
Herrn S. Assoziationen:
- Die Angst vor neuen Gastdirigenten oder Premieren im Orchester – sein langsames Lebenlernen mit dieser Angst als möglichen Hintergrund für die mechanischen Schmerzen, für die Verengung, für den Infarkt. Auch hier „der Vater" von S., der ihm in neuen männlichen Autoritäten immer wieder begegnet, und den er nicht enttäuschen will.

E und U - Ernst und Unterhaltung:
Statt Assoziationen will Herr S. hier „Ziele“ äußern: Das eine wie das andere stehen lassen und annehmen als die jeweilige ergänzende Welt – Klassik und „verpoppte Klassik“. Letztere hatte Herr S. anfangs immer als „Vergewaltigung“, als „Verrat“ von sich gegenüber der „eigentlichen Musik“ bezeichnet. Auch hier der Vater von Herrn S., der in der Kindheit und Jugend von S. sicher war, dass sein Sohn „etwas Großes“ würde.
Dass Herr S. nicht wie andere Menschen aus dem früheren Jugoslawien täglich mit dem Krieg lebt und diesen so bedrohlich erlebt, deutet Herr S. selbst so, dass der Krieg in Bosnien-Herzegowina für ihn eine Ablenkung von der alten Kinderwelt mit dem Vater sei, ein erzwungener Austausch der alten mit einer neuen Welt, kein gewachsener. In den Vor- und Nachgesprächen binden wir diese jeweiligen Themen an sein Lebenskonzept an.
Arbeitsfragen mit dem Ziel weiterer Änderungen, die sich Herr S. inzwischen selbst in seinem Leben zu wünschen beginnt (s.o.), sind z.B.:

- Wo findet sich das eine oder andere der improvisierten Themenfelder außerhalb der Musik in seinem Leben? (Stau und Lösung, Unruhe und Ausschwingen usw.)
- Was findet sich nicht darin?
- Was hindert Herrn S. daran, sich das, was er vermisst, zu holen?
- Was sind die neuen (Be-)Hinderungen durch den Infarkt? Welche macht sich Herr S. überflüssigerweise selbst? Welche müssen medizinisch oder psychologisch und in der Selbstbehandlung respektiert und beachtet werden?

In der Abschlusssitzung, in der ich den Patienten jeweils Resümee ziehen lasse und die angearbeiteten oder bearbeiteten Themen mitsamt ihren unerledigten Resten aufzählen, erzählen lasse, rückt Herr S. mit seinem Wunsch nach ambulanter Weiterbehandlung heraus.
Da ich als humanistischer Psychologe auch nicht in der Musiktherapie den orthodoxeren (psychoanalytischen) Positionen zuneige, sondern der Meinung bin, dass einmal stationär aufgebaute gute therapeutische Beziehungsqualitäten auch in eine positive Nachsorge oder ambulante Behandlung münden können, ohne immer gleich Abhängigkeiten zu verstärken, stimmte ich zu (Herr S. hatte zunehmend häufig und aktiv andere, gegenteilige Meinungen gegen mich und den behandelnden Chefarzt zu äußern begonnen, das sollte er ruhig weiter trainieren).
Ich nahm zwei Wochen später Kontakt mit dem Hausarzt auf, der die psychogene Komponente längst auch schon für sich bei Herrn S. Beschwerden entdeckt hatte, jedoch wenig über das Methoden-inventar von Schmerztherapien und Trancearbeit gewusst hatte. Am wenigsten etwas über Musiktherapie.

Die Behandlung umfasste ambulant nochmals 18 Einheiten, in denen Herr S. den Umgang mit seinen Schmerzen ebenso thematisierte und 'übte', wie das weitere Lernen seiner Selbstbehandlung durch Tiefenentspannung, durch Umstrukturierung seines Alltagsablauf, seines Ernährungsplans, durch „Gespräche üben mit meiner Frau", wie Herr S. mir aus seinem selbständig weiter geführten Tagebuch aus der stationären Zeit vorlas.
Herrn S. und mir war deutlich geworden, welche zentrale Rolle seine Vaterbeziehung in dem Komplex der „zwei unvereinbaren Welten" spielte. Dieser strenge Vater und dessen Ehrgeiz, dass der Junge „etwas Großes" mit seiner schon früh erkannten musikalischen Begabung werden solle, waren in der Improvisationsarbeit und Rollenspielarbeit durchaus bewusst und präsent. Dennoch verzichtete ich auf eine gründlichere psychoanalytisch orientierte Durcharbeitung des frühkindlichen Netzwerks, denn die Beschwerden von Herrn S. nahmen deutlich ab, wurden von ihm immer besser 'gehandhabt' und die Akzeptanz seiner Behinderung gegenüber (Infarktfolgen) wuchs.
Wir beließen es bei der gemeinsamen Verständnisebene gegenüber der Steuerrolle des Vaters, die z.B. dadurch bei Herrn S. deutlich wurde, dass er häufiger – mehr zu sich selbst – sagte: „Wahrscheinlich wieder mein Väterchen", wenn es um Abhängigkeiten ging. Oder „Väterchen/mein Alter lässt grüßen".
Oder wenn es darum ging, „was denn die Leute sagen oder sagen würden" (der GMD, der neue Pult-Nachbar): „Nachfahren des Vaters".
Es wäre einiges weiter zu bearbeiten gewesen, was nun manchmal etwas zu leichthin mit dem Deck-, Begründungs- und Verstehensmantel 'mein Vater' zugedeckt wurde; z.B. narzisstische Balance-Fragen, Kommunikationsstrukturen in der Partnerschaft.
Einmal abgesehen von solchen Möglichkeiten der 'Endlos-Begleitungen auf Lebenszeit' (wie in den USA üblich), folge ich dann dem 'Auslaufen' der aktuellen physischen Beschwerden und psychischen Nöte beim Patienten als Indikator für eine Zeit ohne Therapiebedürftigkeit. Außerdem warten immer andere vor unseren 'Türen der Aktualitäten' in den Kliniken, die nur die Rehabilitationszeit für die therapeutische Arbeit nutzen können und wollen.

Von der Heilsamkeit, Heimliches offen zu treiben

Herr S. schickte mir letztes Weihnachten eine neue CD und eine kurze Grußkarte, in der er mir mitteilte, dass er diese CD seinen Orchester-Kollegen ebenfalls schenke. 114 Stück - einschließlich Intendanz und Verwaltung.

Übrigens erlebte ich bei dieser Behandlung des Herrn S. mit Erleichterung erneut, wie unabhängig der Therapeut von seinem persönlichen Musikgeschmack dann wird, wenn die Persönlichkeit des Patienten wirklich im Zentrum steht. Mir war die ästhetische Seite dieser Mundharmonika-Transkriptionen *meiner* Musikklassiker völlig gleichgültig. Herr S. interessierte mich.
Unabhängig?
Seit Herrn S. höre ich, wenn gerade im Radio, auch Bach-Toccaten aus diesen früher viel gehassten Konzert-Mundharmonikas.
Und ab und an die jeweils neue CD von Herrn S.

6.1 Anhang I: Patientenfragebogen

Musiktherapeutische / sozialanamnestische Daten

Name:

Vorname:

Wohnort:

Geburtsdatum:

Familienstand:

Zimmernummer:

jetzige / frühere Tätigkeitsfelder:

Hauptdiagnose/Eintrittsdiagnose:

Beschwerdenrichtung des/der Patienten (Tendenzzuordnung, Mehrfachnennungen möglich):

- Organstörungen/-defizite ( )
- funktionelle-vegetative Störungen ( )
- Erlebnisverarbeitungsstörungen ( )
- Sonstige (welche?) ( )

(bei Mehrfachnennungen bitte Prioritäten setzen: 1,2,3 ...)

Einweisung / Entlassung:

Verweildauer des/der Patienten (in Tagen insgesamt):

davon in musiktherapeutischer Behandlung:

Anzahl der Settings / Begegnungen:

Indikationen für Musiktherapie:

Musiktherapeutische Verfahrensansätze - in Prioritätenfolge:
(a = aktive Mthp., r = rez. Mthp., m = Mischformen, g = gesprächsthp. Ebene,
psy = psychothp. Bearbeitung (i.S. analyt. Mthp.), E = Entspannungsarbeit,
stü = stützend   / / / /
----

mitbehandelndes therapeutisches / ärztliches / pflegerisches Personal:

evtl. zu berücksichtigende Daten aus der systematischen Anamnese:

(kardiovaskuläre Hinweise / Respirationstrakt o.ä.):

evtl. Grund für die Drittempfehlung zur Musiktherapie:

<u>Wunsch-Setting:</u>
Einzelmusiktherapie ( )
Gruppenmusiktherapie ( )

Hinweis an die Patientin / den Patienten über Schlussgespräch nach den Settings / Feedback-Bogen (vor Entlassung bzw. bei vorzeitiger Entlassung bzw. beim Ausscheiden aus der Musiktherapie-Arbeit):

Sozialanamnetische Lebenskonzeption: Berufliche Praxis, Elternschaft, Stabilisierungs- bzw. Änderungswünsche im gegenwärtigen Lebenskonzept usw.):

Erstinstrumenten-Kontakt:

Gegenwartsbezogene Fragen

1. Welche Art von Musik bevorzugen Sie besonders derzeit (Bsp. für positiv-emotionale Besetzung)?

2. Können Sie Ihre Reaktion auf diese Musik beschreiben (Körperreaktionen, Emotionen)?

3. Gibt es Musik, die Sie ablehnen? (Bsp. für negativ-emotionale Besetzung)

4. Können Sie Ihre Reaktion darauf beschreiben (s.o.)?

5. Situationen, in denen im persönlichen Bereich Musik eine Rolle spielt:

6. Situationen, in denen im beruflichen Bereich Musik eine Rolle spielt:

7. Typische Geräusche zu Hause - tagsüber:

8. Typische Geräusche zu Hause - während der Nacht (inkl. Körpergeräusche; z.B.: Schnarchen des Patienten):

9. Typische Geräusche am Arbeitsplatz:
10. Bevorzugung bestimmter Klänge und Geräusche zu Hause:

11. Ablehnung bestimmter Klänge und Geräusche zu Hause und Ablehnung bestimmter Klänge und Geräusche am Arbeitsplatz:

12. Hat sich ihre derzeitige Vorliebe für eine bestimmte Art von Musik oder für ein Instrument kürzlich geändert? Wenn ja, wann und Hintergrund dafür:

13. Haben Sie einen besonderen Wunsch im Zusammenhang mit Ihrer Lieblingsmusik?

14. Welches Musik-Instrument interessiert Sie hier im Musiktherapie-Raum möglicherweise?

Vergangenheitsbezogene Fragen

1. Wissentliche / vermutete Vorlieben und Besonderheiten der Eltern gegenüber Musik:

2. Wissentliche / vermutete Reaktionen der Eltern auf bestimmte Musik und Klänge:

3. Wissentliche / vermutete klangliche Umwelt in der eigenen Kindheit:

4. Wissentliche / vermutete Klangeindrücke in den ersten Lebensjahren:

5. Wissentliche / vermutete Klangerlebnisse während der Schwangerschaft (Musikvorlieben der Mutter):

6. Wissentliche / vermutete vorgesungene Kinderlieder:
7. Wissentliche / vermutete Wahrnehmung der Eltern oder des sozialen Umfeldes gegenüber klanglichen / musikalischen Äußerungen des Patienten als Kind (Support, Ablehnungen):

8. Wissen Sie eine Ihnen bisher wenig bekannte Musik, die Sie näher kennen lernen möchten?

9. Was haben Sie für sonstige Neigungen in der Freizeit (Hobbys, Lieblingsbeschäftigungen)?

10. Beispiel-Situation für Dis-Stress? (persönliches/berufliches Umfeld):

11. Welchen Freizeittätigkeiten würden Sie gerne nachgehen, haben aber bisher keine Zeit dazu?

12. Haben Sie Sorgen oder Vorschläge, von denen Sie glauben, dass sie uns helfen können bei der musiktherapeutischen Arbeit?

6.2. Anhang II

Protokollbogen der Therapie-Sitzung

Name/Gruppe:

Vorname:

am:

von: Uhr bis: Uhr

evtl. somatisch-emotionale Befindlichkeit zu Beginn (bei Einzelmusiktherapie):

Interaktionsprozess (Interventionsbeschreibung):

Schlüsselszenen zum „szenischen Verstehen“:

Anmerkungen zum eigenen Gegenübertragungserleben / Gegenübertragungsanalyse:

Rückkoppelung durch PatientIn auf psychisch-emotional-somatische Befindlichkeit im Hier und Jetzt und im Blick auf den Gesamtablauf heute:

Anmerkungen zum möglichen Konzept der nächsten Sitzung („Wenn wir jetzt mehr Zeit hätten – woran würden Sie gerne weiterarbeiten?“)

Datum: Unterschrift:

6.3 Anhang III

Patientenfeedback bei Beendigung der Musiktherapie-Begleitung

(Die Daten werden anonym gehandhabt und statistisch ausgewertet)

I. Wie schätzen Sie Ihre allgemeine Beziehung zur Musik ein:

gering hoch
1 - 2 - 3 - 4 - 5 - 6 - 7 (bitte Zutreffendes einkreisen)

II. Sehen Sie eine Einwirkung der Musiktherapie auf die Gesamtbehandlung:

( ) Ja ( ) Nein

Wenn "Ja": Wie schätzen Sie diese Einwirkung ein?

gering hoch

1 - 2 - 3 - 4 - 5 - 6 - 7

III. Sehen Sie Gründe für Ihre Antwort bei II?

IV. Als Sie das erste Mal von der Musiktherapie in der Klinik hörten - was haben Sie davon gehalten?

wenig viel

1 - 2 - 3 - 4 - 5 - 6 - 7

V. Hier können Sie eintragen bzw. eintragen lassen, wenn Ihnen etwas während der musik-therapeutischen Behandlung wichtig wurde:

Friedrich-Karl Maetzel

Musiktherapie mit Herzpatienten - (7)
Zur Psychophysiologie von Stress und seiner ätiologischen Bedeutung für die kardiovaskulären Erkrankungen

Ansatzpunkte der Musiktherapie

Das Stressgeschehen besteht aus einem psychologischen und einem physiologischen Anteil. Der physiologische Ablauf der Stressreaktion ist im Prinzip, also qualitativ, bei allen Menschen der gleiche. Quantitativ ist er aber durchaus unterschiedlich, d.h. es variieren Schnelligkeit des Reaktionsbeginns sowie Geschwindigkeit, Heftigkeit und Dauer des Ablaufs in Abhängigkeit von vorangegangenen Prägungen. Auf der psychologischen Ebene finden sich wesentlich eindrucksvollere individuelle Unterschiede. Diese hängen mit der Persönlichkeit, mit der Befindlichkeit, mit gemachten Erfahrungen und mit erworbenem Verhalten (Habituation) zusammen. Nur in Extremfällen sind Reizcharakter und -intensität von der Person weitgehend unabhängige, den Stressablauf bestimmende Faktoren (Schmerzreize, extreme Schallreize etc).

Die Palette möglicherweise stressabhängiger Herz-Kreislauf-Veränderungen reicht von den rein funktionellen Störungen, wie z.B. schnellem oder langsamem Herzschlag, harmlosen Extraschlägen, Hitzewallungen, Hautrötungen, Erblassen oder kalten Extremitäten über Schwindel, Kopfschmerz, Blutdruckschwankungen bis hin zur kaum mehr beeinflussbaren Bluthochdruckkrankheit mit Organfixierungen und dem klinisch so vielfältigen Bild der Arteriosklerose. Diese begegnet uns klinisch in Form der Hirnarteriensklerose, der peripheren Durchblutungsstörungen, der Angina pectoris, des Herzinfarktes, der Herzmuskelschwäche oder des plötzlichen Herztodes bzw. der permanenten Lebensbedrohung durch maligne Herzrhythmusstörungen.

Heute besteht kein Zweifel mehr daran, dass besonders in der Entstehungsphase, aber auch später bei der Fortentwicklung der Gefäßveränderungen das vegetative Nervensystem und ein dem Vegetativum assoziiertes System von hormonalen und humoralen Aktivitäten eine wichtige Rolle spielen. Hierfür sprechen die immer detaillierteren Erkenntnisse über den Pathomechanismus der Arteriosklerose. Daran, dass viele unserer vegetativen Herz-Kreislauf-Reaktionen emotional ausgelöst oder getriggert werden, kann kaum gezweifelt werden. Man spricht deshalb mit Recht oft von *psychovegetativen*

Reaktionen, ohne dabei außer Acht zu lassen, dass es viele vegetative Abläufe in unserem Organismus gibt, an denen Emotionen, jedenfalls initiierend, nicht beteiligt sind. Schon an dieser Stelle will ich auf die bekannte Diskussion über die Unterschiede zwischen Eustress und Disstress eingehen. Soviel vorweg: Der menschliche Leib-Seele-Verbund braucht immer wieder etwas Stress, allerdings in dessen positiver Form, dem *Eustress*, für die Ingangsetzung der physiologischen Stressreaktionen durch angenehme und förderliche Anregung und nachfolgende angenehme Entspannung in Zufriedenheit und ohne Verbleib einer Rest-Dauerspannung. Läuft eine Stressreaktion so ab, dann dürfte sie beim kreislaufgesunden Menschen nur positive und keine krank machenden Auswirkungen haben. Wie viel schädlicher aber dürfte sich in den seltenen Fällen schwer kreislaufkranker Patienten, bei denen schon eine freudige Erregung zu viel sein kann, der Disstress, also der negative Stress durch Aufregung, Spannung, Zeitdruck, Ärger etc. auswirken! Was die Begünstigung der Entwicklung von Herz-Kreislauferkrankungen betrifft, so bestätigen moderne psychologische Forschungsergebnisse uralte ärztliche Erfahrungen: Es hängt von den Erholungs- und Entspannungsphasen ab, ob Stress – auch der anregende – krank macht. Auch gehört nicht viel Phantasie dazu, sich zu erklären, warum eine relativ kleine psychovegetative Reaktion ausreicht, um eine bereits verengte Herzkranzarterie vollends zu verschließen bzw. Angina-Pectoris-Symptome auszulösen.

Um zu erklären, welche Bewandtnis es damit hat, möchte ich Ihr Interesse quasi retrograd, beginnend bei den morphologischen Gefäßveränderungen über den Komplex aller beteiligten funktionellen Störungen hin zu denjenigen Vorgängen lenken, die im neuropsychologischen, neurovegetativen und neuroendokrinologischen Bereich angesiedelt werden müssen und die den nun zunächst zu beschreibenden Herz-Kreislauf-Erkrankungen vorangehen.

Beginn der Arteriosklerose, d.h. der Einlagerung von fettähnlichen Stoffen in die Arterienwand, des Verlustes der Entspannungsfähigkeit und der Ingangsetzung einer entzündlich-wuchernden (proliferativen) Reaktion der Arterienwand, ist nach heutigem Erkenntnisstand eine Minimalschädigung der Gefäßinnenhaut (Endothel). Sie führt zur Anlagerung von verklumpten Blutplättchen (Aggregaten, Mikrothromben). Diese tragen auf chemisch-humoralem Wege wiederum zur Vergrößerung der Läsion und zur Einschleusung von schädlichem LDL-Cholesterin in die Gefäßwand und zu den oben angedeuteten proliferativen Wandreaktionen mit Plaquebildung und / oder Einengung des Arterienlumens bei.

Die initiale Innenhautschädigung kann, soweit man heute weiß, sowohl durch wiederholte Zug- und Scherkräfte, also auch durch funktionelle Veränderungen hervorgerufen werden, sie wird aber mit Sicherheit gefördert durch eine vorhandene Fettstoffwechselstörung, einen Bluthochdruck,

Beschaffenheit und Anlagerungsbereitschaft der Blutplättchen, eine besondere Konstellation kreislaufwirksamer Hormone (auch Stresshormone!), durch Sauerstoffmangel, Infekte und die Teerstoffe des Tabakrauchs. Das Nikotin selber schadet auf Umwegen: Es muss als auslösender oder unterhaltender Faktor einer Stressreaktion gesehen werden; es fördert also mehr die funktionellen Gefäßveränderungen und die Aggregationsbereitschaft der Blutplättchen und senkt das schützende HDL-Cholesterin im Blut. Im Prinzip aber ist es das plausibelste Stressmodell, sogar, wie wir wissen trotz seiner angeblich *glücklich machenden Wirkung*, also trotz Vergleichbarkeit mit dem *Eustress*. Der aber ist es, der Nikotin beim Raucher und den Stress beim „Stresstyp" zum Suchtmittel werden lässt.

Während der Organismus normalerweise in der Lage ist, die geschilderten kleinsten Veränderungen der Gefäßinnenwände in ihren Anfangsstadien wieder zu beseitigen, ist diese Fähigkeit bei Menschen mit Risikofaktoren eingeschränkt oder fehlt sogar ganz.
Substanzen, die auf die Fähigkeit der Gefäßmuskulatur, sich zu entspannen, eine Wirkung haben, die also, wenn es erforderlich ist, zu einer Weitstellung führen, sind das Acetylcholin als bekannter Überträgerstoff des Vagusnerven, sind Bradykinine, Histamin, Serotonin, Arachidonsäure als Muttersubstanz der Prostaglandine (s.u.) das Thrombin sowie die energiereichen Phosphate und Adenosin. Für sie besitzt unsere Gefäßwand spezielle Rezeptoren. Über das in der Gefäßwand gebildete dilatierende Stickoxyd (NO) vermitteln sie die Relaxation der Gefäßmuskulatur. Viele Koronartherapeutika werden heute daran gemessen, wie stark sie in der Lage sind, die NO-Bildung zu fördern. Auch Adrenalin und viele Steroide, also *Stresshormone* sorgen ihrer lebenserhaltenden Aufgabe entsprechend für eine Mehrdurchblutung aller wichtigen zentralen Organe. Sie tun das u.U. durch Umverteilung des Blutes von momentan weniger gebrauchten zu den aktiven Organen des Körpers. Leider funktioniert das aber nur solange, wie das Endothel intakt ist. Bestehen schon arteriosklerotische Veränderungen, dann ist die NO-Freisetzung gestört, dann überwiegt die Wirkung kontrahierender Gefäßwandprodukte wie die des Endothelin, dann wird der Blutfluss gedrosselt anstatt gesteigert. Ohnehin kontraktionsfördernde Reize wie Kälte, Infekte, Toxine, Blutdruckerhöhungen, Fettüberfütterung, hohes LDL-Cholesterin, Diabetes mellitus, Überanstrengungen, emotionale Reize, Sauerstoffmangel, mechanische Reizungen, Wettereinflüsse, allergische Reaktionen, Operationen und einige Hormonstörungen wirken stärker und können so zu Symptomen führen. Stress wird also an der bereits arteriosklerotischen Arterie zum unerwarteten Risiko – und das bei gesteigertem Sauerstoff- und Koronarblutbedarf des Herzens und bei zudem stressbedingter Steigerung der Aggregationsbereitschaft des Blutes.

Die Arteriosklerose zeigt sich in in sehr unterschiedlichen pathologisch-anatomischen Bildern: Neben der frühen Störung der Relaxationsfähigkeit entwickeln sich bei makroskopisch zunächst noch glattem Endothel Wandverdickungen, die langsam das Lumen einengen oder aber atheromatöse Plaques, die schon bei geringem Ausmaß aufbrechen und auch ohne vorangegangene Koronarinsuffizienzsymptome zum plötzlichen thrombotischen Gefäßverschluß führen können. Heute weiß man, dass erhöhtes Cholesterin mehr die Plaqueentwicklung und -ruptur, Rauchen (und Stress) dagegen mehr die am plötzlichen Verschluss beteiligte Aggregations- und Thromboseneigung begünstigt. Bei Fortschreiten der Arteriosklerose können sich deformierende Wandveränderungen mit multiplen Einengungen, Ablagerungen von Thrombenmaterial in Nischen, aneurysmatische Ausweitungen der gesamten Gefäßwand und Intimaeinrisse mit Wandeinblutungen entwickeln.

Während nun bei Rauchern und Diabetikern häufig die Extremitätenarterien befallen sind, und bei Hypertonikern mehr Hirndurchblutungsstörungen und Schlaganfälle vorkommen, werden für die Entstehung der Koronarsklerose alle Risikofaktoren gleichermaßen verantwortlich gemacht. Es spricht aber einiges dafür, dass anders als bei den Teerstoffen des Tabaks und beim Cholesterin der Bluthochdruck ähnlich wie der Stress erst indirekt, letztlich aber auch über den Weg des Relaxationsverlustes zur Arteriosklerose führt.

Die klinischen Erscheinungsformen der Koronarsklerose sind Angina pectoris, Herzinfarkt, Herzmuskelinsuffizienz u.U. mit Klappenfunktionsstörungen, Herzrhythmusstörungen und plötzlicher Herztod. Der Herzinfarkt selber ist das Resultat eines völligen Herzkranzgefäßverschlusses. Dieser tritt meistens an einer vorher schon verengten Stelle dadurch auf, dass ein Cholesterinplaque aufbricht und dass an der Stelle der so entstandenen Wunde im Sinne eines Reparaturversuches des Körpers sofort Gerinnungsvorgänge einsetzen mit der Folge, dass sich die Koronararterie durch ein frisches Gerinnsel und aufgebrochenes Plaquematerial völlig verschließt. Innerhalb weniger Minuten stirbt, je nach zusätzlicher Versorgung durch Arterienäste von einem anderen Herzkranzgefäß der Umgebung, ein mehr oder weniger großer Herzmuskelbezirk ab. Eine innerhalb von 3 Stunden vorgenommene medikamentöse Gerinnselauflösung und Entlastung des Herzmuskels kann heute in vielen Fällen zumindest eine Limitierung der Infarktgröße bewirken.
(Notabene: Auch der Musiktherapeut, der mit Herzpatienten arbeitet, sollte sich mit den Sofortmaßnahmen bei Infarktverdacht vertraut machen!)
Heute macht man für die Entstehung der Koronarsklerose in zunehmendem Maße auch die Prägung eines bestimmten Persönlichkeitsprofils aufgrund von Erbfaktoren und Umwelteinflüssen verantwortlich. Während sich die naturwissenschaftliche Betrachtung folgerichtig auf die Beeinflussung der bekannten sog. klassischen Risikofaktoren Cholesterin, Rauchen und

Bluthochdruck konzentriert, muss sich die psychologische Betrachtungsweise auf die vorangehenden pathologischen Verhaltensmuster und Persönlichkeitsmerkmale richten. In diese Zeit fallen frühe funktionelle Veränderungen mit Verlust der Entspannungsfähigkeit der Psyche. Permanente psychische Anspannung hat ihr pathosphysiologisch-morphologisches Korrelat in einer permanenten Erhöhung des arteriellen Gefäßtonus mit all ihren resultierenden Störungen. Es ist kein Wunder, dass auch Naturwissenschaftler, voran die Gruppe um Maseri und um von Arnim die frühen funktionellen Störungen im Experiment zu erzeugen und zu erklären versuchten und dass die Kliniker bei ihren Herzpatienten der Neigung zur funktionellen Gefäßveränderung als einem möglicherweise frühen Indikator der Entwicklung einer organischen Stenose und als Auslöser einer Durchblutungsstörung oder eines Infarktes viel mehr Interesse widmen. Am Herzen gibt es neben der angedeuteten Form der generellen Tonuserhöhung des gesamten Koronarsystems aufgrund systemischer - vermutlich hormonaler Veränderungen - auch eine lokale, auf einen einzigen Gefäßabschnitt einer einzelnen, epicardialen Arterie beschränkte Erscheinungsform eines Gefäßkrampfes. Ähnliches wird auch an Einzelgefäßen der Peripherie oder auch im Verdauungstrakt beobachtet (Herrmann). Auch die Hirndurchblutung kann durch funktionelle lokale Gefäßspasmen so gestört werden, dass es zu kurzfristigen Herdsymptomen und Lähmungen kommen kann. In den meisten Fällen ist es nur leider nicht möglich, den im Einzelfall verantwortlichen Auslöser zu identifizieren und auszuschalten..

Ein Mechanismus ist aber oft beteiligt, der zwar auch medikamentös, durchaus aber auch psychotherapeutisch beeinflusst werden kann: Es ist die Beteiligung des vegetativen Nervensystems, also des Zweiergespanns aus dem eher bremsenden Schonnerven *Vagus* und dem aktivierenden Sympathikus. Körperliche Belastungen, Kälte, Nikotin, Alkohol und psychische Erregung führen über Sympathikusreize, vermittelt durch die Überträgerstoffe Adrenalin und Noradrenalin zu Tonuserhöhungen der einen – zu Relaxierung anderer Gefäßabschnitte (DiCarli). Experimentell ist das auslösbar z.B. durch isometrische Muskelarbeit oder durch Kälte. Einige normalerweise durch den Sympathikusreiz weit gestellte Gefäßareale werden dagegen durch Vagusreize über den Überträgerstoff Acetylcholin eng gestellt. Bei ihnen finden sich Tonuserhöhungen mehr in Ruhe oder bei Überwiegen des Vagus, z.B. nachts oder während der Verdauungsphasen. Auch Hyperventilation kann die Tonuserhöhung auslösen und wird deshalb in der klinischen Diagnostik gelegentlich zur Provokation von Koronarspasmen bzw. Angina pectoris benutzt. Vermittlerstoffe sind dabei Gefäßhormone wie Histamin, Serotonin und wahrscheinlich das Endothelin, aber auch Vertreter aus der Prostaglandinreihe mit aggregationsfördernder und die Gefäßwand-Relaxation behindernder Wirkung. Ihr bekanntester Vertreter ist das den Blutplättchen (Thrombozyten) entstammende Thromboxan. Thromboxan ist der Gegenspieler der in der Gefäßwand vorhandenen Prostaglandine I2 und E2. Zur Zeit ist noch nicht abzusehen, in wie viel Phasen der Arterioskleroseentstehung die Prostaglandine involviert sind. Gentechnologisch hergestellte Prostaglandinpräparate werden aber

bereits heute zur Gefäßerweiterung bei peripheren Durchblutungsstörungen eingesetzt. Es gilt als gesichert, dass Stress zu einer verminderten Freisetzung von Prostaglandin E2 führt, dass sich die Thrombozytenempfindlichkeit gegen Thromboxan stressabhängig erhöht und dass in Phasen von Ischämie (Durchblutungsnot) vermehrt Thromboxan produziert wird. So ergibt sich ein Wechselspiel von Thrombozytenaktivierung, Atheromentwicklung und Vasospasmusneigung als Pathomechanismus der Ischämie, in dem nach neueren Erkenntnissen auch das stark vasokonstrik-torisch wirkende Endothelin eine bedeutsame Rolle spielt.
Leichter als die genannten Substanzen sind die schon erwähnten Nebennierenmarkhormone Adrenalin und Noradrenalin nachweisbar. Sie sind schon viel länger bekannt und ebenfalls mit Sicherheit in die infarktauslösenden Gefäßreaktionen verwickelt. Zu den *Stresshormonen* zählt auch das Nebennierenrindenhormon Cortisol. Tatsächlich kommt es durch die *Stresshormone* während physischer oder psychischer Belastung zu typischen Veränderungen von Blutdruck, Herzfrequenz, Kontraktilität des Herzmuskels, elektrischer Erregungsleitung und des Stoffwechsels. Adrenalin führt dabei mehr zu Beschleunigung der Herzfrequenz, Erhöhung des Herzzeitvolumens, Konstriktion der Hautgefäße, Dilatation der Muskelgefäße, Erregung am zentralen Nervensystem, Stoffwechselanstieg, Anregung der Schweißdrüsen, Pupillenerweiterung, Bronchialdilatation und Anstieg freier Fettsäuren im Blut. Dagegen ist Noradrenalin eher frequenzneutral oder verlangsamend bei gleichzeitiger Erhöhung des peripheren Gefäßtonus und bei geringeren Stoffwechseleffekten. Die Regulation der Freisetzung der Katecholamine unterliegt der Steuerung durch das zentrale Nervensystem.

Vom Hypothalamus ausgehend wird einerseits ein Teil des vegetativen Nervensystems, nämlich der Sympathikus, andererseits das Hypothalamus-Hypophysenvorderlappen-Hormonsystem aktiviert. Während eine enge nervale Beziehung zwischen Hypothalamus und limbischem System existiert, korrespondieren Hypothalamus und Hypophyse auf dem Blutwege. Der Mandelkern des limbischen Systems ist für die Aktivierung des Sympathikus, die Hippokampus-Septumregion, die wir auch Ammonshorn nennen, für die Hypophysenvorderlappenstimulation zuständig.
Im Zuge neurochirurgischer Eingriffe wurden funktionelle Zuordnungen möglich. Danach hat das limbische System enge Beziehungen zum Gedächtnis und zu Emotionen. Aus Tierversuchen ist darüber hinaus bekannt, dass die Mandelkernregion für die Angriffs-, Flucht- und Verteidigungsreaktionen, der Hippokampus dagegen für die Anpassung bei Niederlagen verantwortlich ist (v.Eiff). Der durch den Hippokampus verstärkte Sympathikotonus führt differenziert je nach Anlass mehr zu Adrenalin- oder Noradrenalinfreisetzung. So steigen bei Furcht mehr der Adrenalin-, bei Ärger mehr der Noradrenalinspiegel. In einer Niederlagensituation wird vom Hippokampus die Hypophysenvorderlappensekretion stimuliert (Lesch). Das führt über vermehrte ACTH-Sekretion zu Nebennierenrindenstimulation, über TRH zu Anregung der Schilddrüsenfunktion, über

Gonadotropin zur Stimulation der Keimdrüsen und über somatotropes Hormon (STH) zu Beeinflussung des Fett- und Kohlenhydratstoffwechsels (Allolio). Ohne auf diese stressabhängigen Stoffwechselvorgänge im einzelnen einzugehen, wird schon aus den geschilderten Zusammenhängen erkennbar, dass z.B. ein akuter Eingriff in den Fettstoffwechsel mit u.U. massiver Freisetzung freier Fettsäuren einen akuten Einfluss auf das Geschehen an der Gefäßwand haben kann.
Sei es, dass Herabsetzung der Fließfähigkeit des Blutes die Plättchenverklumpung fördert, sei es, dass durch Koronartonuserhöhung bei gesteigerter Gerinnungsbereitschaft an einer bereits bestehenden Verengung im Stress akute Gefäßverschlüsse resultieren können (v.Arnim). Nicht von ungefähr kommen in jüngster Zeit Empfehlungen, bei Patienten, denen ein intrakoronarer Stent (Stützröhrchen aus Edelmetallgeflecht zum Offenhalten einer zuvor mit einem Ballonkatheter aufgedehnten Engstelle) eingesetzt wurde, bis zur völligen Endothelialisierung physischen wie psychischen Stress zu vermeiden. Begründung der *interventionellen Kardiologen*: es gilt, den im einzelnen noch nicht völlig erklärten Stentverschlüssen durch Vermeidung stressbedingter Thrombozytenaggregation vorzubeugen.

Das Bewusstsein einer Störung – und damit kommen wir zum Problem der psychosomatischen Verwicklung, z.B. bei Herzschmerz – setzt nun die besprochenen Stressmechanismen in Gang und führt bevorzugt im Bereich schon vorhandener organischer Stenosen zu einer zusätzlichen funktionellen Engstellung (Langosch). Es leuchtet ein, dass die Gefahr vom Grad der Bereitschaft zur Stressreaktion einerseits, andererseits von der Unfähigkeit zur Flucht oder Verteidigung – oder allgemeiner – von der Stress auslösenden Situation geprägt wird. Dabei spielt die Bereitschaft zur Stressreaktion, die sog. *Bereitstellung* eine wesentliche, modifizierende Rolle.

Der *normale* Ablauf der Stressreaktion ist skizziert durch wiederholte Stressreize (Bräutigam). Einer kurzen Vorphase folgt eine Erregungs- und regelhaft eine Erholungsphase. Die Erregungsphase fällt stärker aus, wenn ein zweiter Stressreiz kurz darauf erfolgt, da durch den ersten Reiz die Bereitschaft zur neuroendokrinen Reaktion gewachsen ist.
Es bedarf also einer besonderen Fähigkeit, bei wiederholten Stressreizen jedes Mal wieder zum vegetativen Ruhetonus, d.h. zu einer Erholungsphase von der nötigen Intensität und Dauer zurück zu finden (Heuser, Chrousos). Gelingt das nicht oder fördert man sogar die sympathikotone Bereitstellung durch Rauchen, Trinken starken Kaffees oder Versäumen angemessener Entspannungsmöglichkeiten, so ist letztlich auch schon auf kleine Reize („die Fliege an der Wand") eine verlängerte sympathikotone Situation bis hin zur ununterbrochenen Stressreaktion mit permanent erhöhten Stressparametern (Katecholaminspiegel, Blutdruck, Puls, Rhythmusstörungen etc) die Folge.

Dieses im Extremfall so klassische neurovegetative Verhalten kann außer durch die Bestimmung der erwähnten Parameter auch durch diagnostische Stressprovokationstests (psychomentale Belastungstests wie das Wiener Determinationsgerät (Erzeugung von Zeit- und Entscheidungsdruck)), den Farb-Wort-Interferenztest nach Stroop oder noch besser, wenn auch schlechter standardisierbar, durch Interviews zu aktuellen Lebensproblemen aufgedeckt werden.
In eigenen Untersuchungen erwiesen sich Herzfrequenz, Blutdruck und Hauttemperatur als einfache aber verlässliche Indikatoren der Stressreaktion mit der Möglichkeit, zwischen überwiegender Noradrenalin- und Adrenalinausschüttung zu differenzieren.
So kompliziert alles bisher Gesagte auch ist, so wichtig ist es doch für die psychotherapeutische und eben auch die musiktherapeutische Intervention als ein wenn auch nicht immer ursächlich, so doch an frühen Entwicklungsphasen der Stresskrankheit ansetzendes Therapieprinzip. So konnte Möckel im Klinikum Steglitz an gesunden Probanden zeigen, dass den z.T. bekannten, z.T. erahnten unterschiedlichen Effekten verschiedenartiger Musikexpositionen bestimmte Muster des Verhaltens der Katecholamine, des Cortisols, einiger Hypophysenhormone, der Herzmuskelfunktion und des Blutdrucks sowie der Herzfrequenz assoziiert sind. Vieles spricht dafür, dass auch die Schmerzempfindung durch entsprechende Musik und vermutlich auch durch Beeinflussung der den Schmerzreiz modulierenden Endorphine günstig beeinflusst werden kann (Möckel).
Unter den vielen heute bekannten psychosomatischen und stressbedingten Krankheiten internistischer, neurologischer oder orthopädischer Art, ist der sog. primäre Bluthochdruck sicher am gründlichsten untersucht worden. Am Beispiel der Entwicklung dieser Krankheit möchte ich die im Leben des Hypertonikers unterschiedlichen Gewichtungen der Störfaktoren aufzeigen: Sind es anfangs vermutlich genetische Faktoren zusammen mit Gewohnheiten der Ernährung, so kommen in der Entwicklungsphase psychosomatische Stimulationen soziale Konfrontationen, notwendige Anpassungsreaktionen im Kampf um den sozialen Aufstieg und u.U. ungesunde Verhaltensweisen als zunehmende Auslösemechanismen der essentiellen Hypertonie zusammen. Wenn man bedenkt, dass die arterielle Hypertonie nicht nur Ausdruck einer gestörten neurovegetativen oder neurohumoralen Balance, sondern ist auch ein mechanischer Risikofaktor der Arterioskleroseentstehung, und da sie im Stadium der Manifestation durch Sauerstoffmehrbedarf seitens des verdickten Herzmuskels und Minderangebot von Sauerstoff durch wandstarke und verkalkte Herzkranzarterien infarktauslösend wirken kann, so leuchtet ein, dass sie für die Betrachtung der kardiovaskulären Stresskrankheit exemplarischen Charakter hat. Während sich die Schulmedizin bemüht, die akute Gefahr für das Herz-Kreislaufsystem durch Medikamente zu bannen, ist doch den meisten Medizinern heute klar, dass es viel sinnvoller wäre, die Entwicklung z.B. durch Entspannungstechniken in einer frühen Phase günstig zu beeinflussen. Hier öffnet sich ein geradezu klassisches Feld sowohl für die Musiktherapie als auch für die Bewegungstherapie und möglicherweise für beide zusammen.

Große Untersuchungen zur Epidemiologie der koronaren Herzkrankheit weisen neben den genetischen Faktoren auf die Bedeutung des Sozialstatus hin (Langosch). Je niedriger das soziale Niveau, je geringer auch die soziale Zufriedenheit, desto größer das Risiko einer kardiovaskulären Erkrankung. Man kann dies sicher als einen Hinweis auf die zur Sympathikotonie tendierende Stressantwort mit fehlenden Kompensations- und Entspannungsmechanismen werten. Vergleiche mit dem psychischen Verhaltensmuster des *A-Typs* drängen sich auf. Ich finde, man sollte an diesem Denkmodell der Klassifizierung trotz einer gewissen vereinfachenden Schematisierung ruhig festhalten. Ich selber neige dazu, den Typ des Sympathikotonikers von dem des Vagotonikers zu trennen. Mich überzeugt das Denkmodell Alexanders (zit.b. Bräutigamm) über die Entstehung von Stresskrankheiten. Es ist in der Lage die Entwicklung A-typischer Krankheiten und Krankheitssymptome ebenso wie solche des B-Typs zu erklären. Aufgezwungene Unterbrechungen der Adaptationsmechanismen eines Sympathikotonikers, d.h. Verhinderung seiner aktiven Problembewältigung – führen mehr zu Herz-Kreislauferkrankungen, während die Blockierung der vagotonen Bereitstellung, die stets mehr auf Anpassung und Anlehnung ausgerichtet ist, zu Krankheiten des Magen-Darmtrakts oder zu Bronchialasthma führt, – um nur zwei typische Krankheitsformen zu nennen. Hierzu passt auch, dass es in dem Klientel der Herzinfarktpatienten meiner Rehabilitationsklinik so gut wie keine Ulkusanamnesen nach vorangegangenem Infarkt gibt (ausgenommen die medikamenten- oder operationsstressbedingten Magen-Darmgeschwüre), dass es aber eine Reihe von Patienten gibt, die nach früherer Ulkusanamnese später einen Herzinfarkt bekommen haben. Die Umwandlung eines B-Typs in einen sog. A-Typ ist daher eher vorstellbar und sicher häufiger als das Umgekehrte.
Spätestens an dieser Stelle muss aber auch erwähnt werden, dass nicht der Typus es ist, der krank macht, sondern die wodurch auch immer verursachte Blockierung der den beiden Verhaltensmustern eigenen Anpassung an die Umwelt.

Zusammenfassung:
Für die Nutzung von Musik zur Vorbeugung und Behandlung kardiovaskulärer Erkrankungen bieten sich drei Ansatzebenen an (Spintge, Herrmann, Langosch):

1. <u>Die cerebrale Ebene:</u>
   Besetzung von cerebraler Speicherkapazität mit Musik positiver Assoziation. Dabei kann die positive Assoziation bereits stark vorgeprägt sein, sodass die Hauptwirkung bei der Musik selber und bei ihrer cerebralen Resonanz liegt. Es kann aber auch durch Musik, die mit dem Erlebnis seelischer Öffnung gehört wird, die Basis für neue positive Assoziation und Erinnerung gelegt werden.

2. Die neurohumorale Ebene:
   Die Art der Musik selber ist in der Lage, in hormonale Regelkreise zwischen den peripheren Hormondrüsen und der Hirnanhangsdrüse fördernd oder hemmend einzuwirken.

3. Die neurovegetative Ebene:
   Durch individuell ausgesuchte entsprechende Musik gelingt es, sympathikotone Reaktionen sowohl zu hemmen als auch bei Bedarf zu stimulieren und in gleicher Weise auch den Vagotonus zu verstärken oder zu hemmen.

Die Antworten der drei Ebenen auf die Musik werden wesentlich geprägt durch die vorhandene chronische Bereitstellung, durch die aktuelle situative Erwartung und durch die cerebralen Assoziationen, die – jedenfalls an der Oberfläche – einem steten Wandel unterworfen sind.
Je ausgeprägter vor einer Musikeinwirkung der Geräusch- und Musikentzug gewesen und je höher der Grad psychischer Entspannung ist, der vor dem Hören erreicht werden kann, desto mehr wachsen die Aussichten, mit Musik in tiefere Schichten der cerebralen Erlebnissphäre vorzudringen und letztlich Änderungen zu bewirken.
Die jedem Menschen eigene physiologische neuroendokrine Antwort auf Umweltreize unterschiedlicher Qualität und Quantität dient der Lebenserhaltung in Form einer gesunden, ausgeglichenen neurovegetativen Balance. Ihr typisches Merkmal ist der Wechsel zwischen Spannung und Entspannung. Dieser Wechsel betrifft die Psyche ebenso wie alle Organsysteme, insbesondere das arterielle Gefäßsystem und die Kreislauffunktionen.
Wege, trotz von ihrer Natur oder ihrer individuellen Bedeutsamkeit her belastenden Umweltreizen, Erinnerungen oder Befürchtungen unbeschadet leben zu können, sind einerseits Anpassung und Gewöhnung, andererseits bewusst herbeigeführte Entspannungsphasen nach belastend empfundenen Stresssituationen.
Chronischer sympathischer Dauertonus des Vegetativums führt auf unterschiedlichen, im wesentlichen humoralen Wegen zum Verlust der Relaxationseigenschaften von Gefäßabschnitten und gesteigerter Aggregationsbereitschaft des Blutes. Ob das ausgedehnt und systemisch erfolgt, wie z.B. bei der arteriellen Hypertonie oder aber im Bereich winziger Gefäßabschnitte z.B. einer Herzkranzarterie, hängt von Faktoren ab, die zunächst nichts mit der Stressreaktion zu tun haben müssen, wohl aber zu tun haben können! Auch die Ruptur von Plaques hat mehr mit dem LDL-Cholesterin als mit Stressreaktion zu tun. Dennoch ist die Steigerung des schädlichen Cholesterins nicht selten gerade beim *Dauerstresstyp* zu finden und kann somit doch ein Folgesymptom der *Dauerbereitstellung* sein.
Vier Faktoren führen zum Infarkt oder zur Angina pectoris auch beim Eustress: Betroffen ist in der

Regel der schon gefäßgeschädigte Stresstyp, weil erstens seine Bereitschaft zur übersteigerten Stressantwort mit Gerinnungsbereitschaft bereits vorgeprägt ist und auch von einem „freudigen Umweltreiz" „geboostert" werden kann, zweitens bereits eine Einengung vorbestanden haben dürfte, drittens endothelial vorgeschädigte Arterienwände auf normalerweise gefäßerweiternde Reize paradox reagieren und viertens, weil die Kreislaufanregung durch die freudige Erregung mit Blutdruck- und Frequenzanstieg eine u.U. plötzliche Erhöhung des Sauerstoff-bedarfs des Herzens bedeuten.

Literaturverzeichnis

Übersichten mit Sekundärliterutur:

Allolio, B., Firsching, A., Nehls, V. u. Benker G. (Hrsg.) (1994)
„Nebenniere und Stress", F.K. Schattauer Verlag, Stuttgart-New York

v. Arnim, Th. u. Maseri, A. (Hrsg) (1989)
„Prädisponierende Bedingungen für akute Ischämiesyndrome", Steinkopff Verlag Darmstadt

Bräutigam, W. und Christian, P. (1973)
„Psychosomatische Medizin", Georg Thieme Verlag Stuttgart

Decker-Voigt, H.-H., Knill, P u. Weymann, E. (Hrsg) (1996)
„Lexikon Musiktherapie", Hogrefe Verlag Bern-Toronto-Seattle

v.Eiff, A.W. (1980)
„Stress", Georg Thieme Verlag Stuttgart, New York
Herrmann, J.M., Lisker, H. u. Dietze, G.J. (Hrsg.) (1996)
„Funktionelle Erkrankungen - Diagnostische Konzepte, therapeutische Strategien", Urban & Schwarzenberg, München-Wien-Baltimore

Langosch, W. (1989)
„Psychosomatik der koronaren Herzkrankheit", Schriftenreihe "Psychologie in der Medizin" Hrsg. U. Koch. Edition Medizin VCH Verlagsgesellschaft Weinheim

Spintge, R. u. Droh, R. (1992)
„Musik Medizin, Physiologische Grundlagen und praktische Anwendungen", Gustav Fischer Verlag Stuttgart-Jena-New York

Originalarbeiten

Allen, K. and Blascovic, J. (1991)
„Effects of music on cardiovascular reactivity among surgeons", JAMA, 272, 882-884

Chrousos,G.P., Gold, P.W. (1992)
„The concepts of stress and stress system disorders - Overwiew of physical and behavioral homeostasis", JAMA; 267; 1244-52

Di Carli, M.F., Tobes,M.C., Mangner, Th., Levine, A.B., Muzik, O., Chakroborty, P., Levine, T.B. (1997)
„Effects of cardiac sympathetic innervation on coronary blood flow", NEJM 336, 1208-1215

Heuser, I. (1994)
„Veränderungen des hypophysär-adrenalen Systems im Alter und bei wiederholten Belastungen" in: „Nebenniere und Stress", F.-K. Schattauer, Stuttgart-New York

Lesch, P.P. (1994)
„Veränderungen des Hypothalamus-Hypophysen-Nebennieren-Systems bei psychischen Belastungen" in: „Nebenniere und Stress", F.-K. Schattauer, Stuttgart-New York

Möckel, M., Röcker, L., Störk, T., Vollert, J., Danne, O., Eichstädt, H., Müller, R. u. Hochrein, H. (1994)
„Immediate physiological responses of healthy volunteers to different types of music - cardiovascular, hormonal and mental changes", Eur J Appl Physiol, 68, S. 451-459

Möckel, M., Störk, T., Vollert, J., Röcker, L., Danne, O., Hochrein, H., Eichstädt H. und Frei, U. (1995)
„Stressreduktion durch Musikhören, Einfluß auf Streßhormone, Hämodynamik und psychisches Befinden bei Patienten mit arterieller Hypertonie und bei Gesunden", Dtsch. med. Wschr., 120, S. 745-752

Möckel, M., Störk,T., Vollert, J., Klapp, B.F. u. Frei, U. (1995)
„Stressreduktion als therapeutisches Ziel auf internistischen Intensivstationen: Ist rezeptive Musiktherapie ein geeignetes Mittel?", Intensivmed, 32; S. 124-128, Steinkopff Verlag

Thaulow,E., Erikssen, J.E. (1991)
„How important is heart rate?", J. Hypertens 9; Suppl. S. 27-30

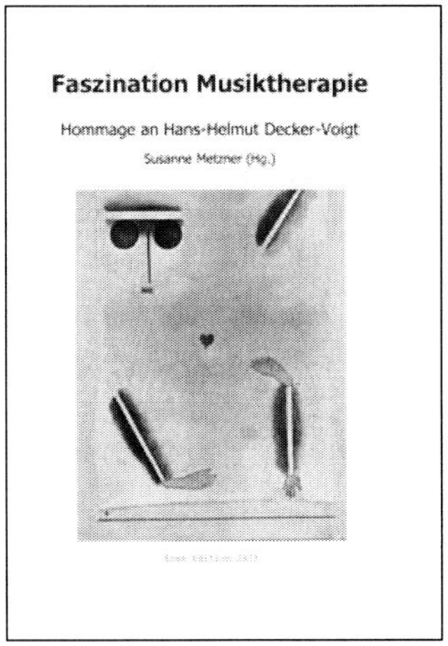

Faszination Musiktherapie

Susanne Metzner (Hg.)

Eine Festschrift mit Beiträgen von über 30 Autorinnen und Autoren aus Lehre, Forschung und Praxis der deutschsprachigen Musiktherapie anlässlich des 60. Geburtstages von Hans-Helmut Decker-Voigt

Stella Mayr, Karin Schumacher, Johannes Th. Eschen, Georg Rosenthal, Peter Petersen, Hermann Rauhe, Almut Seidel, Isabelle Frohne-Hagemann, Paolo J. Knill, Axel Reinhardt, Elena Fitzthum, Eckhard Weymann, Fritz Hegi, Dietmut Niedecken, Ernst-Walter Selle, Ralph Spintge, Dorothee Storz, Ulrike Höhmann, Tonius Timmermann, Peter Michael Hamel, Monika Nöcker-Ribaupierre, Stefan M.Flach, Cheryl Dileo, Eva-Maria Frank-Bleckwedel, Claudia Senn-Böning, Nicola Nawe, Josef Escher, Eva Rüütel, Sabine Sieg, Hannes Jahn, Sabine Mittlaff, Gitta Strehlow

128 Seiten (17 x 24 cm)

eres 2436 ● ISBN 978-3-87204-436-2

Therapie und Erziehung durch Musik

Eine Werkreihe zur Musiktherapie und ihren Ansätzen aus dem Elementarbereich

Herausgegeben von Hans–Helmut Decker–Voigt

2

Musik als Lebenshilfe. Teil A. 42 Spiele zu den Lernkomplexen Aktion/Reaktion/Konzentration // Behutsamkeit und Geschicklichkeit von Hans-Helmut Decker-Voigt. 112 Seiten. eres 2352 ISBN 978-3-87204-352-1

3

Musik als Lebenshilfe. Teil B. 32 Spiele zu den Lernkomplexen Sozial-integratives Verhalten // Simultan- und Gesamtkörperbeherrschung von Hans-Helmut Decker-Voigt. 80 Seiten. eres 2353 ISBN 978-3-87204-353-5

4

Musiktherapie in der Drogenberatung. Isabelle Frohne und Maria-Magdalena Maack. 117 Seiten. eres 2354 ISBN 978-387204-354-6

5

Musiktherapie in der Heimerziehung. Gerhard Liebetrau / Ulrich Hähner / Hans-Helmut Decker-Voigt (mit ergänzenden Beiträgen von Nana Wundram und Hans Bönsch) 120 Seiten. eres 2355 ISBN 978-3-87204-355-9

6

Musiktherapie in der Körperbehindertenpädagogik. Klaus-Benedikt Müller. 77 Seiten. eres 2356 ISBN 978-3-87204-356-6

7

Musiktherapie mit verhaltensgestörten Kindern. Waltraud Vorel 112 Seiten. eres 2357 ISBN 978-3-87204-357-3

8

Musiktherapeutische Tiefenentspannung. Hans-Helmut Decker-Voigt (mit ergänzendem Beitrag von Friedrich-Karl Maetzel) 114 Seiten. eres 2358 ISBN 978-3-87204-358-0

Eres Edition *www.eres-musik.de*